醫典重光

珍版海外中醫古籍善本叢書

醫經會解

明·江梅授　鄧景儀述

張志斌　整理

人民衛生出版社

·北京·

圖書在版編目（CIP）數據

醫經會解 /（明）江梅授；（明）鄧景儀述；張志斌整理. -- 北京：人民衛生出版社，2024. 8. --（醫典重光：珍版海外中醫古籍善本叢書）. -- ISBN 978-7-117-36628-1

I. R2-5

中國國家版本館 CIP 數據核字第 2024XV3500 號

醫典重光——珍版海外中醫古籍善本數字化資源庫
網　　址：https://ydcg.ipmph.com
客服電話：400-111-8166
聯係郵箱：ydcg@pmph.com

醫典重光——珍版海外中醫古籍善本叢書
醫 經 會 解
Yidian Chongguang——Zhenban Haiwai Zhongyi Guji Shanben Congshu
Yijing Huijie

授：明・江梅
述：明・鄧景儀
整　　理：張志斌
出版發行：人民衛生出版社（中繼綫 010-59780011）
地　　址：北京市朝陽區潘家園南里 19 號
郵　　編：100021
E - mail：pmph @ pmph.com
購書熱綫：010-59787592　010-59787584　010-65264830
印　　刷：北京雅昌藝術印刷有限公司
經　　銷：新華書店
開　　本：889 × 1194　1/16　　印張：47　　插頁：1
字　　數：457 千字
版　　次：2024 年 8 月第 1 版
印　　次：2024 年 8 月第 1 次印刷
標準書號：ISBN 978-7-117-36628-1
定　　價：598.00 元
打擊盜版舉報電話：010-59787491　E-mail：WQ @ pmph.com
質量問題聯系電話：010-59787234　E-mail：zhiliang @ pmph.com
數字融合服務電話：4001118166　E-mail：zengzhi @ pmph.com

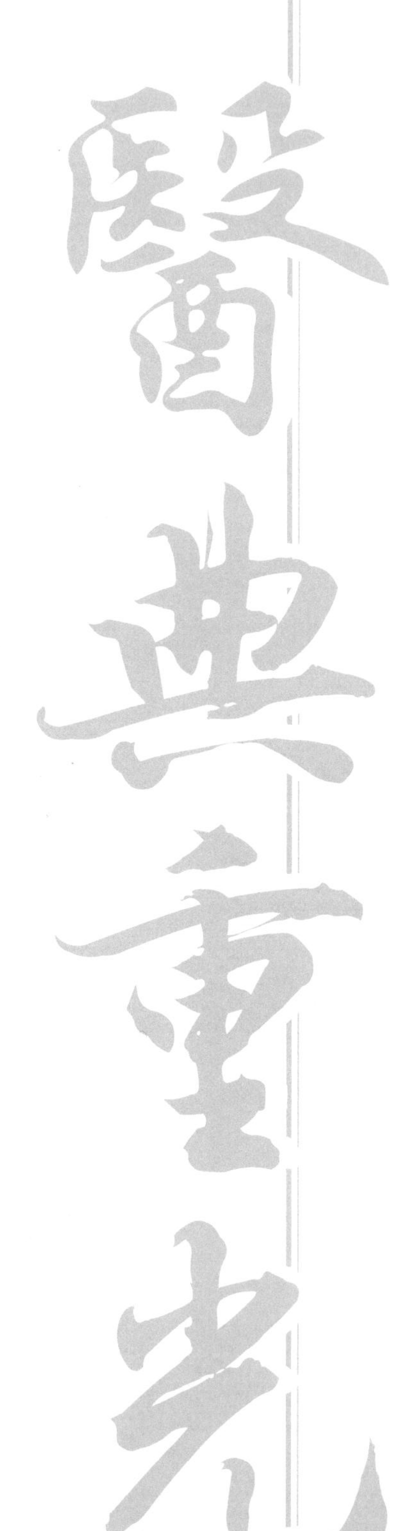

珍版海外中醫古籍善本叢書

叢書顧問

王永炎

真柳誠［日］

文樹德 (Paul Ulrich Unschuld)［德］

叢書總主編

鄭金生

張志斌

叢書整理凡例

一、本叢書旨在收載複制回歸的海外珍稀中醫古籍。子書的書名一般以扉頁名稱爲準。無書扉頁者，以其卷首所題書名爲準，但『新刊』『新編』『校正』『家傳』之類的修飾詞不放進書名。

二、每種古醫籍之前有『提要』，主要介紹作者（朝代、姓名字號、籍貫，生活時間、簡要生平、業績、撰寫此書的宗旨等）、書籍名稱、卷數、影印底本的基本形制、刊刻年代、堂號、序跋題識等，主要内容與特色，以及書目著録與底本流傳簡況。

三、叢書中的每種子書均依據影印本的實際標題層次編制目録。卷數與卷名爲一級，篇名爲二級。必要時出示三級目録。其中本草書的藥名爲最後一級。單純醫方書收方甚多者以歸納方劑的方式（如病名、功效等）爲最後一級目録，收方不多者可以方名爲最後一級目録。凡新擬篇目或改補文字名均用六角符號『〔〕』括注。

四、影印本對原書内容不删節、不改編，盡力保持原書面貌，因此原書可能存在的某些封建迷信内容，以及當今不合時宜的藥物（如瀕臨滅絶的動植物等）不便删除，請讀者注意甄别，切勿盲目襲用。

五、本叢書採用影印形式，最大限度地保留原書信息，如眉批、句讀、圈點、補注、批語、印章、墨丁等，并保持古籍筒子頁甲面、乙面的對照關係，以及一切對版本鑒定、學術研究有價值的重要信息。在此基礎上，本叢書爲體現影印本的文獻價值和應用價值，將仔細檢查有無錯簡、缺頁現象，若有則盡力予以調整、補缺，并在不損傷原書文字的前提下，盡力消除污髒殘損痕迹，以利閱覽。

提要

醫經會解爲臨床綜合性醫書，明江梅授，鄧景儀述。其書原名醫經臆語，初刊於明萬曆十二年（1584），崇禎六年（1633）書商在部分原版木基礎上予以補刻，更名醫經會解，釐爲八卷。今存僅見此版。日本國立公文書館內閣文庫收藏該版三部。經比較，本次影印選定其中原藏紅葉山文庫之本爲底本，而以其他兩部作爲填缺補漏之用。

一、關於作者

該書卷一之首所署作者爲：『閩泰寧寒谷江梅授/新城雲侶鄧景儀述。』據此可知第一作者爲江梅，字寒谷，泰寧（今屬福建）人，第二作者爲鄧景儀，字雲侶，新城（今江西黎川）人。

以往對作者以及該書撰寫過程知之甚少。僅崇禎六年（1633）江愈敏對江梅有粗略介紹：『是編也，述自蔽邑寒谷江先生之所著之者……（寒谷）亦蔽邑之一英傑士，緣因屢試不遂，無何而棄儒以就醫。其後博通群書，精究學者。復二十有餘載，須罔敢自安，亦恒請教于海内外之名醫。於是無脉不會，無理不解，故著爲厥書，名曰醫經會解。』至於何時書成，鄧景儀爲何人，其書主要特點等，均語焉不詳。

據本次整理研究最新發現，紅葉山本尚保留醫經會解原刊本『後敘』。該後敘署爲『時萬曆十二年甲申桂月吉旦，知江西靖安縣事鏡潭蕭重熙拜撰』。蕭氏與作者江梅同里，其後敘介紹作者甚詳：

『吾邑寒谷江君，幼負奇資，長業舉子。緣稟弱善病，遂棄去之。尊翁發所藏禁方以授，及得異人切脉秘传，於是壹意於醫。凡内經、靈樞、湯液、金匱，與夫近代脉訣、心法等書，靡不嚅囁其趣而領會其旨矣。以嘗諸邑人，藥精良，無不驗者；以嘗諸公卿，若石麓李公、近溪羅公輩，脱然舊痾之去體。君之名，嶈嶈以起。人以君能生死人也。迎者接軫，趨者滿户，君亦未嘗以此謀利也。』

不僅如此，蕭氏對鄧景儀也非常熟稔：『黎川 鄧子 雲侶，余之門人，以儒就醫名家久矣。』可見鄧景儀曾從蕭氏習儒。黎川地接福建 泰寧，因此『以儒就醫』的鄧景儀非常仰慕泰寧名醫江梅。蕭敘記載了鄧、江交往過程：『鄧子高君術而造之，稅駕之頃，即謙讓不敢當席。既而上下其議，質所疑義，怡然順，煥然釋也。作而歎曰：其倉公之流與！術數奇咳、藥論甚精者與！乃相與紬繹師傳，折衷衆説，著爲統論三篇，或問十條，陰陽要語，諸症治略，題之曰〝臆語〞。』可見鄧子登江門求教，得江梅點撥解疑，深爲江梅的學問折服。於是二人合作，完成了醫經臆語一書。對此，蕭重熙用十六個字明晰概括：『指示綱維，出自江君；敷演成文，鄧子秉筆。』用現代的話來説，該書的『綱維』（主要學術觀點、全書大綱、結構、體例等）皆源於江梅。具體執筆成文，則倚重鄧子。原書署名『江梅授、鄧景儀述』，非常準確貼切。

該書於萬曆十二年（1584）刊行，原名醫經臆語。半個世紀後，其版本逐漸殘損，書商在醫經臆語尚留存的版木基礎上，再予補刻，且更改書名爲醫經會解，釐爲八卷，請江愈敏另撰序言（1633）行世。該補刻本的文字較原書雖有少許殘脱，但其主要内容并無大變。

二、主要内容與特點

蕭重熙『後敘』歸納該書主要内容爲：『著爲統論三篇，或問十條，陰陽要語，諸症治略』。具體到底本，則『統論三篇，或問十條』，即底本卷一的『統論脉理』『統論病原』『統論方藥』，以及緊隨其後的十篇『或問』。『統論三篇』分别討論脉與血氣虚實的關係、病與飲食、六淫與七情的關係、用藥氣味與脾胃的關係。『或問十條』則以問難的形式，分别討論脉與胃氣、脉訣『胃氣』通該六經、古今脉之三部九候各不相同、調理中氣以治病等。此『或問』似爲江梅、鄧景儀的問難質疑實録，故該書卷一，最能體現作者的學術觀點。

卷二爲蕭氏所云『陰陽要語』，底本有『脉理陰陽要語』『病症陰陽要語』『治法陰陽要語』『藥性陰陽要語』諸條。所謂『要語』，即歸納相關的理論要點，以利臨床運用，且分别从六淫爲病、藥性功效、臟腑經絡等不同角度去歸納羅列常用藥物。

蕭氏所云『諸症治略』，書中並無此標題，但實則卷三至卷八均爲此内容。卷三及其以后，以六淫（風、寒、暑、濕、燥、火）爲總綱，各『淫』之後，間或附列相關的疾病，如『寒』後附『瘧』『瘟疫』，『暑』後附『霍亂』『痢』『泄瀉』等。又此六淫中，以『寒』邪的篇幅最爲龐大，幾乎包括了整個『傷寒』相關疾病。此外，該書的六淫亦包括『内六淫』，故書中辨證也間或涉及内傷疾病。各子病之下，先論病機、鑒別診斷及治法，繼而詳列隨證調治藥物（多數方僅列藥名與簡要炮製法，很少列舉分量、服用法等），以備臨證參用。此書後六卷諸症治略，包括了非常豐富的疾病鑒別診斷、區別用藥等知識。

統觀全書，實與一般意義的『醫經』無關，更不涉及『會解』醫經，而是明萬曆間福建地方醫家個人臨証治療的心得體會。其書原名『臆語』，確實更貼合全書的實際。

三、影印底本

本次影印選定的底本爲日本國立公文書館内閣文庫收藏的崇禎六

年（1632）江愈敏序刊本，原藏紅葉山文庫。紅葉山文庫乃日本慶長七年（1602）德川幕府第一代將軍德川家康在江户城南建立的文庫，寬永十六年（1639），該文庫遷移到城内中央的紅葉山（又名『楓山』）。明治以後始稱作『紅葉山文庫』。該館爲江户時的『御文庫』，其藏品一概不用藏書印記（故今底本無藏館印記）❶，保管良善，品相甚佳，很少有人借閲，故雖竹紙菲薄，卻罕有皺褶、撕破、蟲蝕污損痕迹等現象，僅少數册葉有淡藍墨水筆的批點。

該本六册，書號：子 21-16。版框高 19.3 釐米，寬 13 釐米。正文每半葉八行，行二十字。白口，上白魚尾，四周雙邊，無行格。版心右下角有葉碼，八卷正文葉碼連續，此與一般古籍按卷排定頁碼大不一樣。該本首爲崇禎六年江愈敏序，次爲目録，次爲正文。

該藏本最突出的特點是：

（1）序後有單獨刻版的兩小書頁，内容爲目録，卻没有卷次。故此二頁可能是準備貼在書封面上的『提要』，故其版小、獨立，不記葉碼。

---

❶ 僅卷一有『元和之印』私章，不屬藏書印，乃最早收藏者的私印，來源不明。

（2）該本有明萬曆十二年蕭重熙『醫經臆語後敘』。此爲該本所獨有。雖然其標題有所剜改，但内容完整真實，爲考察該書的成書最爲關鍵的依據。

（3）第一册二十八葉之後還有一葉，爲該本獨有，此葉保留了本卷其他各本脱漏的十幾個字。然此藏本亦有個别脱葉處。

有鑒於此，本次影印的底本選定紅葉山文庫本（簡稱『紅葉山本』），但增補缺頁、調整頁碼順序、替换殘破之頁等。其中包括：補入原江户醫學館藏軼壒廬本扉頁，序後兩小頁目録順序互换，原二百四十一葉乙面（今本五〇八頁）用佐伯侯本同頁替换，原三百四十三葉原缺，用醫學館本同葉補入（見今本七〇六、七〇七頁）。

由於醫經會解（或醫經臆語）一書在國内失傳甚早，故明清書志均未著録該書，僅民國間福建泰寧縣志（1930年）載：『江梅，號寒古，精於醫。所著有醫經臆語未然防兩種行世。❶』日本多紀元胤醫籍考（1819年）

---

❶ 見於郭靄春所著中國分省醫籍考，由天津科學技術出版社1987年出版。其中泰寧縣志爲1940年本，見卷二十六『藝文』。

首次簡載本書：『鄧氏景儀醫經會解八卷，存。❶』此後日本國立公文書館內閣文庫書目著錄了該書三部，至於作者，似乎都受多紀元胤醫籍考的影響，稱爲『明鄧景儀』。故醫經會解與醫經臆語是否爲同一書，其作者究竟是江梅還是鄧景儀，該書何時刊行，均不明了。

20 世紀末醫經會解醫學館本複製回歸，並予以影印校點，使國人對此書的內容有所了解。初步的研究也證實醫經會解原名醫經臆語❷。但對兩位作者的生平、此書撰寫經過、初刊時間等仍存疑團。2022 年醫典重光項目開展，通過將全部崇禎補刻本三個藏館所藏原書複製回歸，經比較研究，發現了僅見於紅葉山文庫本的明萬曆十二年蕭重熙『後敘』，從而解決了以往遺留的種種疑團。爲此，今首次以紅葉山本爲底本，影印該書，以饗讀者。

❶ 見於日・丹波元胤所著中國醫籍考，由人民衛生出版社 1983 年出版。

❷ 見人民衛生出版社 1999 年出版的馬繼興等選輯的日本現存中國稀覯古醫籍叢書中鄭金生所著醫經會解解題。

目錄[1]

[1] 目錄：凡出示頁碼之標題，多依據原書實際内容編成。新拟標題用六角符號“〔〕”括起。

[2] 目錄：此爲原書目錄篇標題，作爲資料保存。

❶ 辯傷寒諸症及治法：此標題原無。其上文乃據經辨證，此下乃類金·成無已傷寒明理論，取傷寒常見證辨析其異同，故在『辯陰陽兩感』標題前增設此標題以統之。

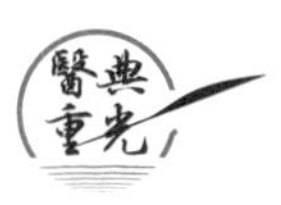

醫經會解

近代所鐫醫書多有[illegible]詳經者而不詳於方詳於方者[illegible]不精於經要皆不足以儀型一世者也[illegible]醫經會解宗本叢雜眾百代[illegible]超嚴[illegible]之外而究心斯術者倘獲是集乃可化訛歸淳以濟于無窮[illegible]爲祥[illegible]

軼塲廬主人謹識

軼塲廬藏板　翻刻必究

每部定價貳錢

醫經會解序

蓋從學為醫在乎溯稽江門內經以生理形色經絡之奧焉以提要汲生之於旦今皆是也經豈只能法淺其之詮焉輕

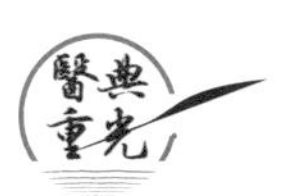

為斗之一兇學為醫者之不可

經為則乎黃為醫之書其必學

能法儀者之說及之經為學志

每吾録鋭四方出一書高隱

先一時之經濟以立之御長至集

研方以垂訓，令後之學者性情一己之明聰，發於聖方，精精於聖經，醫以經，以醫道，自不至是亡一時哉！然歷二千之經經而隆擇聖方以藥之，則而以

序二

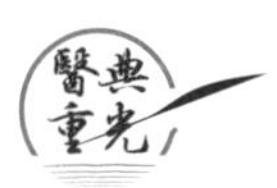

至殺身者一切紅赤之癰疹
其傷寒之一證一痘浮於天花
求醫之診之論之說未詳醫之一症
之所以真診亦請擇醫方以
擇之與不經在其十之八九緣

以十八之字為醫之所宗之一脈絡
之書之歷藝諸之百也惟堯一以由其書一
受先生以會乎之陸經經之理為精
約之學東字者困以心昧乎註
經經稍為編也書句讀也

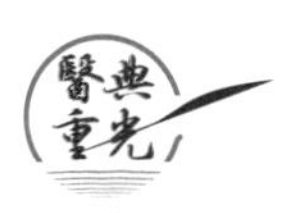

云云谷江先生之一段英之甚
也才江先生子生之為人
豈仔醫統然可限也哉一和
中之年勤耶至心業孝學之若以
大石皆似亦以極之一英傑士

亦因屢試不遂，遂無心仕，乃棄儒以能醫名，性情溫厚，尤精岐黃學者，近二十年，纘載以闡發明真義，恒精玄妙，於諸內外至於醫經，甚無絕可會之士

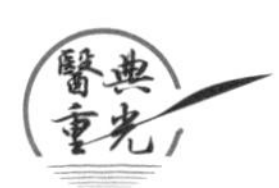

聖于翁在華為敍其所習醫
經之翁乃循古賢隱據堅
寧先生篤之轍鄉馬耳
吳江先生之為其積時已
枯
拯深久而用之下然甚慊處

吾世德之承迴於格下之言
珍而為傳家之至寶在己
上澤陽之書坊塵先沸序
李宇際斐在清乃於十世
而遂而之序而悉年社程之序

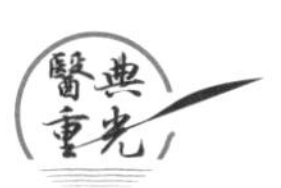

之意使晤了之人以是集
在焉難免任抑以靜去
以潛移之也附一無筆之記
醫之道由經發會而後經決
也之時經在心由於發明而經

重刻醫經會夕相之告序以詮
一編一言在念延諸焉耳
之士
嘉靖[illegible]癸丑年正月[illegible]吉旦
賜進士第中憲大夫知[illegible]廣東布
[illegible]

清河弟可江俞真表之拜
撰

醫經會解叙

統論病原　治風門

統論脉理　治热門

統論方藥　治燥門

或問數條　治濕門

脉理陰陽　治寒門

病証陰陽　已上倂十二經絡臓腑病情

治法陰陽　藥性詳載于此冊

藥性陰陽

金

火

醫經會解

目錄

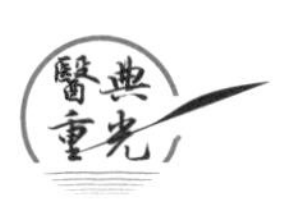

治風門　行氣開表藥　祛風化痰藥
清熱潤燥藥　主治各經風藥

治熱門　治上焦熱藥　治中焦熱藥
治下焦熱藥　主治各經熱藥
主治各經痨瘵發熱藥

治燥門　觧熱生津藥　滋血潤燥藥
主治各經燥藥

治濕門　補氣除濕藥　調中消導藥
行濕利大小便藥
主治各經濕藥

治寒門　治上焦寒藥　治中焦寒藥
治下焦寒藥　主治各經寒藥

十二經絡臟腑病情藥性

卷之三

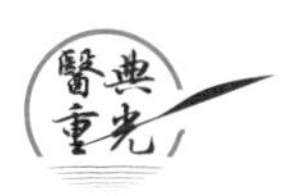

刺風　忓風　心風　脾風　胃風　肺風

賊風　腎風　膽風　腸風　臟風　閉風

血風　虛風　烏風　盛風　肌風　氣風

體風　頭風　毒風　頭風　腦風　髓風

皮風　歷風　瘡風　虎風　大風　癘風

產風

傷風　肺氣　喘　肺氣脹滿

辯諸咳證　初客風邪　内虛外感

卷之四

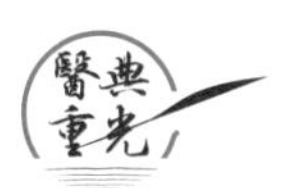

辯陰陽兩感　合病　併病　經傳
辯過經不解　寒熱厥　陽厥　陰厥
辯陽證似陰　陰證似陽
辯陽盛拒陰　陰盛拒陽
辯陽毒陰毒　溫毒　風溫　濕溫　風濕
辯風痓
辯中暍中暑　傷風見寒　傷寒見風
辯夾食傷風

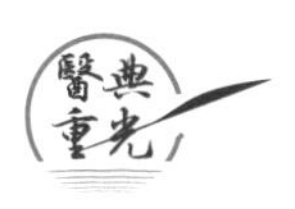

附録古今治感冒風寒應驗二方

瘧論　疫瘧　寒瘧　熱瘧　風瘧　濕瘧

寒瘧　癉瘧　風瘧　食瘧　勞瘧　老瘧

子午卯酉日瘧　寅申巳亥日瘧

辰戌丑未日瘧　邪在經在表瘧

瘟疫　大頭天行病　蝦蟇瘟

瘴氣　暑瘟　瘟黄

卷之六

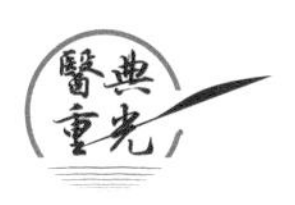

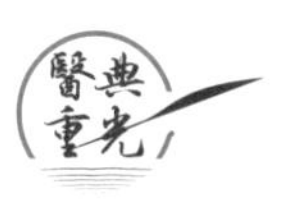

醫經會解卷之一

閩泰寧寒谷江梅授
新城雲侶鄧景儀述

統論脉理

脉也者黙也靜息寧神黙而識之者也其書從月從永蓋此身血氣長永周流而謂之壽也古昔聖人欲以自壽其身者而壽天下萬世之身故為之道德焉修且養之以將順保合其生也世不能以皆然故又為之醫藥焉調且治之以匡護斡旋其生也然於匡護之中欲不拂將順之意故又先為脉理之胗焉黙

識血氣之虛實以善其斡旋妙其保合而成全乎其生也甚矣哉生之為重也至矣哉聖人生生之為切且精也故天地之大德曰生而人則生之最貴所以謂人者天地之心也天地生物之心至大至剛故初妙凝於此身之至中是曰命門祖氣祖氣者元氣也元氣乃元神之所依元精之所化三者隱約涵蘊絪緼而為三焦焦火薰蒸盪磨而成脾胃統會而名曰中氣亦曰胃氣焉是則此身生生不息之根源也自

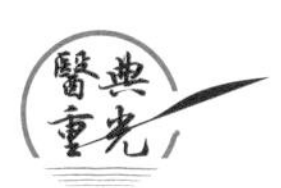

元氣而生生焉則為呼吸自元精而生生焉則為痰血自元神而生生焉則為智慮三物渾融冲和順適內絡乎肌膚靡一絲之不聯外達乎皮毛靡一毫之不徹至是精則亦云精氣神則亦云神氣總成一氣而浩然充塞以靈覺運動乎一身者也夫吾身此氣統運精神以周旋遍歷故脉也者默識乎此一氣焉已也善胗視者須自已胸臆爽朗意見澄清於凡彼身自顛至踵其氣充成一片當下手之時部且不分

其為三。候且不分其為六。手亦不分其為左右。泛觀徐察其所以為精焉。所以為神焉。精神之所以依附其氣而動蕩流行焉。果潤活條導而不失其從中生化之機乎。亦枯涸紊漫而大失其從中生化之常乎。胃氣既得。然後於其所謂五臟者而輕按取之。於其所謂六腑者而稍重取之。於其臟腑之所謂有力無力者而最重以按取之。六候既詳。乃於此一氣之所行所至者而細分之。以定其或為陰或為陽焉。夫此

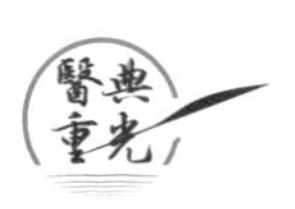

一氣之行日至也其數布有大小大則陽而小則陰也其馳驟有緩急急則陽而緩則陰也其意象有輕重重則陽而輕則陰也其動定有長短長則陽而短則陰也在一手則前後細分之而一手之陰陽可定矣在兩手則左右細分之而兩手之陰陽可定矣在六部則淺深細分之而六部之陰陽可定矣脉既知其爲陰而又審其人之素禀陰乎否乎亦所感之果得諸陰乎則病可以陰而處治藥可以陰而製方且

陰不專求之陰而每從中之胃氣以運化其陰焉則陰之病其弗愈者或寡矣然既知其為陽而又審其人之素禀陽乎否乎亦所感之果得諸陽乎則病可以陽而慮治藥可以陽而製方且陽不專求諸陽而每從中之胃氣以運化其陽焉則陽之病其弗愈者或寡矣要之陰陽者血氣之變現乎其外中氣者精神之潛主乎其中現乎外者猶可以意像而求潛乎其中者實難以想度而寘惟善探其本源者乃得之

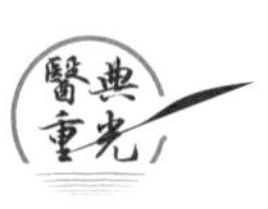

譬之水焉。其風撇浪湧，震撼而衝擊者，是則病之陽也。坎坷窒礙，停蓄而滯留者，是則病之陰也。若源泉混混，時出不竭，則順下之流，固默相隨順，初不以風之震激，坎之滯礙，而晝夜之或舍也。故善觀水性者，自能審中氣於陰陽之內，彼區區以辨血氣而莫知本源者，其即導河口之决，塞池底之漏，而不知其涸之可以立而待也。有志於自壽其身以壽乎人人之身者，其亦可以深長思也已矣。

統論病原

病之在人身也，其散之在人國乎。散由奸生，病以感發。然其生也，不生於生之日，必有所自生；其發也，不發於發之日，亦必有所自發。故君相明良，則大綱聿舉，衆務畢張，奸邪雖有術，則將無所施，間欲竊作端，亦易見，而自不苦於芟除之難矣。元神有養，則榮衛壯盛，血氣周流，時令雖千條，則將無可抵間為所侵，感亦淺淺，而自不苦於治療之難矣。故曰善治道者防奸於無敝之際善醫術者袪邪於未病之先是言調養之當講也蓋此身之生養者原資飲食飲食之由化者原藉脾胃今人惟知藥品之分四時五臟各有所屬而不知飲食者即未病之藥品也人當春時其飲漿茹物及夫調和能多取諸辛爽馨香而却除酸味蒸且懷抱開舒以養肝氣則不惟令茲之時令不拂而夏火之生發有自矣推之於夏於秋於冬莫不皆然惟生冷之物清凉之味則四時皆宜却之是

又完養胃氣無一時之可間也已至於調養不常中氣失職內如七情外如六淫邪以干正病作將不免矣其在脾胃也溫冷相搏而為吐逆濕熱相淆而為脹滿陰伏陽蓄而為痞悶濁忤清處而為脹喘土鬱肌膚而為黃疸濕凝骨節而為痛痺熱沉筋骨而為痿緩氣壅穴道則為麻木血積脂膜則為塊聚關格互閉而為咽食是則本經之所自生也其諸臟腑漸傷於內而驟感乎外肺則皮熱肌寒咳嗽痰湧心則

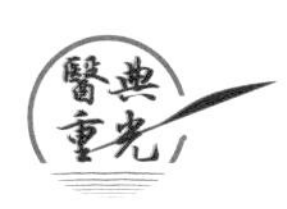

焦燥健忘怔忡狂癇肝則頭痛目眩吐血驚悸腎命則遺精便濁損痛沉寒膀胱之小水淋數大腸之結閉泄瀉三焦之唇喉乾渴此雖各有本經實皆由傷中氣豈惟內傷然哉即風之所感而為中風傷風暑之所感而為中暑傷暑濕之所感而為受濕傷濕三者因為雜病或成痎瘧或成咳嗽或成瀉痢或成瘡瘍或成斑疹久而致成癆瘵惟寒之為邪最重故寒之為病極深其傳變多端名亦種種要之由中氣之

不因致外邪之相乘其理則一而已矣故醫者設法製方必先脉其胃氣之順逆次則脉其陰陽之勝負終則詳審其素禀之虛實細詢其所患之現症如中氣完全則不論其或陰或陽而治可稍緩如中氣之已損則不論其或陰或陽而治宜急速至所察之脉與所現之症陰陽相合則雖重而亦輕何也病為已之病脉亦已之脉邪氣雖侵而正氣猶在若其脉與症陰陽各別則雖輕而亦重何也病為身之病而脉

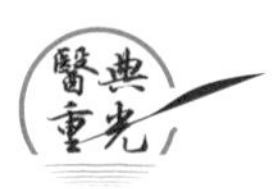

非身之脉邪氣横行而正氣全脱也譬則人君之爲國也孽自已作綱紀猶存如漢武之海内虚耗唐玄之纖獨彰聞治固雖成亂亦不甚若夫曹瞞之佐漢司馬之相魏則祚命外若未移本實中已先撥將來旦夕之延也安可得哉凡此危急來亦有漸凡執司命之權稱名醫者務宜悉意追求小心匡救脉理不明則無以分症治而經絡不透亦何以盡根苗古人如仲景之論傷寒傳變俱預定其日衰部位而且先

柒

之以歲運強弱東垣益以勞食内傷又直指其往來升降而且後之以培補權宜二公於腠理之密精髓之微不殊乎燭之照暗算之紀數故其方法之所施湯丸之所茹亦不殊乎后羿之張弓的鵠王良之轉轂循軌也夫尚何憂其纖毫之有失也哉甚哉司命者之所宜汲汲留神也已

統論方藥

丹溪之語用藥每以兵諭旨哉其斯言乎夫藥病之

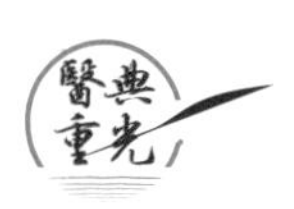

相搏即將敵之交鋒也勝負决俄頃之間存亡係呼吸之際鋒黍相投毫釐莫爽甚哉藥之難用方之難製也藥之所以難用者以其氣味之差殊故辨之宜悉所謂將帥貴識乎士卒之情者也方之難製者以其合併之紛糾故統之欲聯所謂士卒貴知夫將帥之意者也士卒之情將帥能識之逾辨之詳焉則某也壯而勇以之先驅某也剽而疾以之接戰某也知而確以之出奇某也精而健以之掎角而弛張操縱

不將由乎已也耶將帥之意士卒能知之審信之篤焉則以先驅也而進必銳以接戰也而勢必張以出奇也而機必中以犄角也而氣必倍千里勝筭不可豫決也耶夫藥之君臣即兵之所以先驅而接戰者也藥之佐使即兵之所以出奇而犄角者也然有當先者焉在夫區別之精明有當急者焉在夫率領之不紊故區別不精則藥味混淆是士卒之情猶昧而任使雖得其皆當矣率領或紊則藥力紛爭是士卒

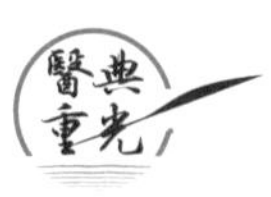

之意猶疑而向往難得其直前矣此用藥之製方也非深思而細究焉不可也予嘗即夫書冊而備考諸家之為法矣大約古之方也其類少今之方也其類多古之方也其品寡今之方也其品繁古之方也其分數重今之方也其分數輕古之方也其氣味之性統而同今之方也其氣味之性支而散此無他其識夫病症之源委也或未必如古人之定其察夫脉理之陰陽也或未必如古人之真故矢無虛發惟后羿

之巧爲然而一以當百非光武之英莫與也予又嘗靜觀夫一身之所具與夫諸方之所施而擬諸其形容是故吾人之飲有時而當夫火酒峻釀者焉毀未下嚥而暖氣已透於腰臍赤色隨彰於顏面是則溫熱入胃之徵也有時而當夫冰漿冽泉者焉亦啜未下嚥而冷氣即徹於踵踝戰慄悉凜於皮毛是則寒涼入胃之徵也今湯散既煎滓質俱化惟辛香之氣苦酸之味渾融洋溢與火酒峻釀冰漿冽泉類固正

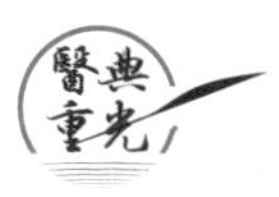

相同也其嚥未下而遷遍週身唇方沾而遂達顏面倐忽變更與火酒之飲水漿之啜速亦循相類也故善了悟者即此而可知養夫中氣者之為急焉蓋運化之神最先必由脾胃也夫孰得而越其津要又可知辨夫陰陽者之當的焉蓋氣味之行瞬息而至遍體也夫孰得而禦其勁悍又可知製夫方藥其品數之簡且重者之為妙焉蓋邪氣入身橫行竊據即專力竭才猶恐其弗敵矣若品泛則氣輕數少則味淡

拾

又安能以孱弱之羣兵而探渠魁之虎穴也哉凡此皆病夫折肱之後浪漫之疑不敢藏蓄聊筆以請正大方家而附以或問十條暨諸症方畧于其後云

或問胃氣之爲中氣其說久矣後人以其難於識認故制爲浮中沉三部上取乎腑下取乎臟中取乎胃是胃氣之爲中氣似亦彰彰明甚而今日舉世職醫師者亦人人宗之而未嘗或易也乃今統論脉理獨以三部之中取乎腑脉而胃氣則於十二候而統取

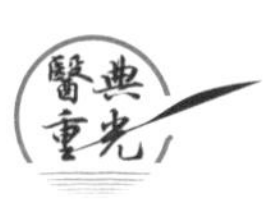

之何哉曰中有三義如上下之中與左右之中前後之中均以地位而語中者也若和平適當亦名之中則以意味之無少差僭所謂優游平中者也又包涵統括亦名之中則以蘊蓄之更無餘外所謂渾然在中者也今觀胃氣者元氣也自顛至踵靡不貫通宜以渾然在中者名之又胃氣者冲氣也四時節序靡不均停亦宜以優游平中者名之且胃氣者神氣也變化隱顯無在不在正不宜以定位定方而名之者

上

也況內經明言春胃微弦曰平夏胃微鉤曰平秋胃微毛曰平冬胃微石曰平夫謂胃之微為平也則其氣之為冲和之中者可知也夫謂胃之微為平而貫於春之弦夏之鉤秋之毛冬之石也則其氣之該臟腑浮沉而皆在其中者又可知也推之如七表如八裏無一不寓中氣惟浮若蝦遊數若解索諸敗脉乃始無之則何者能出胃氣之外也耶若如脉訣止以中間之中言之則浮以取乎腑中以取乎胃沉以取

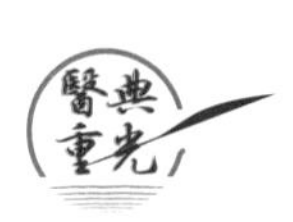

乎臟而有力無力又將安取豈不自相扞格已乎故取此舍彼不待辨而明矣學者慎毋以習聞而憚於聽從也

或問王氏脉訣謂中取胃氣君已重致疑矣其曰浮以取腑沉以取臟不將亦皆非耶○曰茲果不敢阿以為是也然憶其非也亦自有由蓋以經絡之際重況文辭之偏焉爾何則臟之經原屬夫陰腑之經原屬夫陽陰則似當為裏陽則似當為表故王氏遷斷

以浮取乎腑而沉取乎臟也審如其說則病外感發熱者止浮決於大腸而反遺乎肺內傷怯弱者止浮決於小腸而反遺乎心豈理也哉殊不知心肺雖經屬夫陰而位皆居上大腸小腸雖經屬夫陽而位皆居下浮沉專主位言則心肺固當浮取而大腸小腸固當沉取也已或者又曰諸經既皆位定則脾胃之位居乎中所謂中取胃氣者又果不差矣○曰王氏之定浮沉其失原在於經之陰陽王氏之定胃氣其

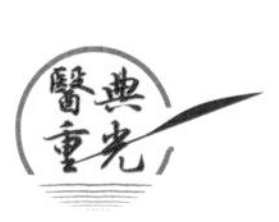

失又在於位之上下也盖胃氣之胃非脾胃之胃脾胃之胃氣止一經固可以中名之若胃氣之胃則通該六經如經謂春微弦夏微鈎秋微毛冬微石之云者其氣豈一經之所能專者耶非一經之所能專則其位又豈一中之所可取也哉吾嘗細求夫一身之經絡與夫六經之貫串而知脉理之為神矣是故天地之為化也雲從下而升雨自上而降人身亦然故魂之周身氣行晝之三陽由頂而足是氣之降也夜

之三陰自足而頂是氣之升也陽從上而降陰自下而升一日一夜五十周於身此其性本天然恒久而不易者也故　為臟腑是氣血之　所以開榮衛之端而實即脉理之隱而難見者也統為榮衛是氣血之流通所以成脉理之形而實即臟腑之顯而易知者也其隱顯之迹雖殊而性情之机則一故於內而居乎上者則於外必行乎浮於內而居乎下者則於外必行乎沉此其脉固天定而机可類推故經曰

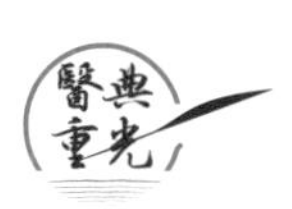

非敢以一人之見而妄為異同者

也○或者又問難經之取人迎氣口二脉止從寸兩手

關前一分而關尺二部俱不與者何哉○曰古人立

法惟從所見共謂傷寒而緊現於左者盖人迎雖左

寸而膀胱則左尺遁寸至尺則膀胱之傷寒又安能

隱於人迎哉傷寒而緊現于右者盖氣口雖右寸而

脾胃則右關遁寸至關則脾胃之傷食又安能逃於

氣口者此則主於自寸以及尺澤而左右三部九候非所論矣至如內經所謂三部九候自有其法上部之天以候頭角之氣地以候口齒之氣人以候耳目之氣中部之天以候肺地以候胸中之氣人以候心下部之天以候肝地以候腎人以候脾胃之氣又以頭之人迎候陽手之氣口候陰此古法也今雖不同而法具存學者能併而參之方知邃古神聖其見闡其理絡雖氣血滲漉於筋骨之微者無異水行乎地中而

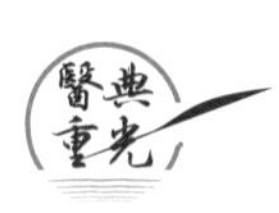

關竅昭著於心目之前者，殆若星羅乎天表。或左肱而起右臂之沉痾，或湧泉而下頂門之滯氣，周旋珠活於走盤，直切轂輕於馳坂，人驚其妙之難及，而未識其來之有自也。有志之士，幸共勗焉。

或問：中氣調理，其平時法當何如？○曰：嘗聞羅念菴先生登科後，以病告歸，知番都有老翁百二十餘歲，進而問之。老翁曰：公面黃體怯，此過服秦當歸之故。蓋川歸根多而細，能補脾血；秦歸根少而大，入脾氣

卜五

壅致不輭轉多服則必作疾此非藥餌可解惟調飲食爾時念菴先生每食多有所忌老翁謂曰古人置立飲食有凉有熱令其自相消化如酒熱茶凉若専一味則勢必偏勝若兹用之則彼此均適矣人於一切食物俱不宜揀擇性少進勿多則中氣和美待至三年體即可全愈矣念菴先生依之剛至期月而氣充體胖精神亦倍又聞近溪先生家嘗有一婢年將三十頭項起核七八枚老夫人欲以火灸先生止之

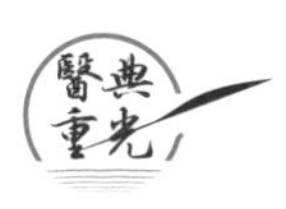

曰人生瘡瘤此處亦多作核久當自散不必治也夫人從之止命善進飲食莫生惱怒不二年核果無一存者又一僕年四十餘少傷酒色感風咳嗽每年至秋即咳甚甚或終夜不寢醫者既多與丸散又戒其酒肉僕不勝苦甚先生為却去醫藥強進酒肉且責以董治家事不容休歇如是半年至秋不覺漸減僕感而遵奉不三四年而作壯夫先生與老夫人目而笑云此輩若付之醫人則當久歸泉下矣是皆飲食

調中之功敬與愛身君子共之

或問飲食之有益中氣固多矣若性情之於中氣亦果然耶　曰心為身之主宰其氣血之脉自屬管攝而心為身之神物其轉旋之機尤極微妙是又有超出乎藥餌飲食之外者矣　予前在南京曾遇廣東楊貢士者居常喜笑談數起游衍吟哦不欲久坐叩之則曰此淂之異人可却疾且能長年因道乃翁年七十得癱緩足不能移醫謂必不起竊自思之

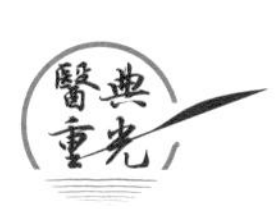

可以法而愈也每乘假則於外廳設嬉戲玩好之具請乃翁出視之翁意興欲動則以婢僕掖之而行且玩且譙非倦甚不設坐席自是日以爲常初覺艱難久漸輕易不一年而病即去體時年將九十尚無恙也予又聞南城蕭貢士因讀書山房受濕得筋縮病左足視右短殆寸餘行履殊不便徧求醫藥更無一効偶暇日熟睡外室婢僕以急事相報蕭疾趨而入周旋久久竟未覺知逮事定乃憬然回想比及較之

則兩足如一矣又聞范秀才晚出子也父母年俱六十渴患癱疾夕雙足莫步母雙手莫持將二年矣其子初與貴人議婚貴人携女之京久候不歸一日忽至而其家初不知也隣人見者及門叫報未暇及詳而去其母驚喜不勝走覓叫者不獲乃忙迫牽婢衣而出直至道傍其父孤處無依亦嬉然扶辟漸前俄忽至母所見母遽伸手相與扶掖咲問君何能然母亦失聲答曰若獨不思何遽至茲大門外耶二人之

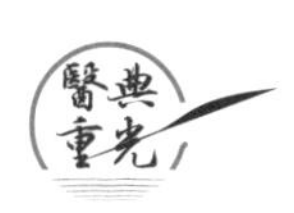

疾頃刻而愈後父更壽十年母更壽二十年此則性情之有關中氣者也惟善體認者妙用之

或問前輩欲調脾胃者製枳术丸一方近世多歎其妙且縉紳士夫嘗服之君亦留心乎此否耶〇曰某亦習聞其說但竊有疑焉丹溪嘗云脾胃之性惟與飲食相宜故人雖久長不厭若草木之藥氣味麄劣入口鮮不作難雖白术少為甘淡如枳實則尤麄劣之甚而難入之尤者其嚥未下氣已索然是果可長

食哉況體既和平矣其飲食而節約之血氣當自生長原又不必更爲此也若曰今人放肆者多鮮克自加節約則脾胃之中氣夫安能悉如其常而不傷哉此誠不容不時用藥餌而資助之矣殊不思飲食所傷滯之煎煿而熱者固亦有之其滯之醉飽過度生冷犯寒者則十常八九矣且土性喜煖煎煿雖傷氣猶從順順則重而亦輕醉飽生冷是逆以犯順逆則輕而亦重所以扶中氣者將求其運化蕪之以納受

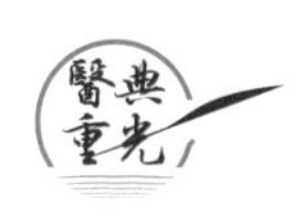

苟非辛香温煖又何以開通而起發之也哉今之論者以胃陽主氣氣常有餘脾陰主血血常不足熱藥入胃則胃火盛而脾陰消致令沖淡之體變為乾枯之患是則又有說矣蓋吾人一身全資飲食飲食胥好全資胃氣經云飲食入胃游溢精氣精氣者甘美精粹滋味暢快之氣也其氣先輸乎脾次上乎肺通調水道以泄膀胱是其經雖為陽而所化則屬陰也且火能生土胃必爽朗脾方活潑機元相助奚慮其

十九

相傷哉故過凉之劑胃雖非所甚惡然最先輸脾脾之所損必多過煖之劑雖胃亦所慶快及夫一入脾經則六經皆其所益矣至於病者之胃能飲食而肌體衰瘦是陽火消陰之説似亦有據殊不知三焦失職則邪熱淫動六經皆至枯涸奚止脾土之不實肌膚也哉又豈關胃陽之消爍脾陰也歟況製枳术者謂枳實之性衝墻搗壁故以白术主之獨不思胃氣幾何能日禁衝搗之劑而二兩之白术又何能制

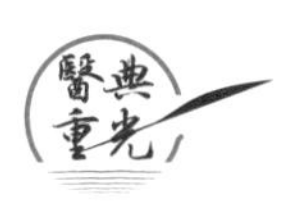

兩之枳實弐故竊謂此方之在脾胃無病則正氣浹受其損有病則邪氣雖藉其功但當戒諭養生者尋常飲食少茹乎煎煿調理藥品勿加辛辛燥至於有病之時則脉有陰陽又難執論其枳术一方性飲酒氣盛痰多者少佐以黃連解毒等劑宜問茹之似非人人長服之妙劑也深於道者敢就正焉

或問善調理者飲食藥餌但宜先於中氣若先正補陰之論與所製九劑則有不然者豈更別有說耶○

曰先正本論儘為詳悉其於腎水似所宜然但腎在身中其位最下即投以藥豈能遽達必茹納於胃運化於脾如經言精氣游溢上輸于肺下通乎腎也今觀所列藥品不惟味苦性寒損傷胃氣亦且質柔氣猗凝滯脾陰胃損脾滯夫復何濟誤服燥熱過甚津液焦枯肌膚燒爍一接清涼蔗之滋潤受納之腑既宜運化之臟亦快其取效未必不捷至如病久陰虛火從下起其真氣已為無幾止宜

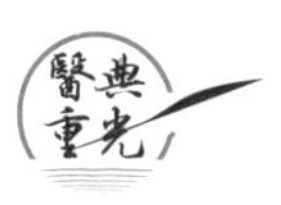

照常温劑投之所謂補腎不知補脾清輸肺金水自流貫其火或可少制若不顧中氣徑多服此則腸胃滑泄陰陽俱敗矣[illegible]苦以堅腎其可得乎今醫不識風痰咳嗽理宜清解胸臆滿悶法貴開舒至於飲食不甘腸胃不快者亦復強與服茹甚則廣爲製造但遇自愛調攝者不論未病已病一槩施之謂可以長用且能預補不知滯泥膈中久而難化寒苦之性大戾沖和倦怠日減乎精神慘慼或凝爲酸痛即不大

惡所損甚多若英稟非孱弱類者又不必更茹此也衛生者宜慎用之

或問氣無補法古有是言其理亦果然乎○曰誠哉有是言亦有是理也蓋所謂氣者元神祖氣也根於妙凝不容增減惟保合順承自足以立命而生身矣夫豈人力之可為藥力所能到哉至如五行相資臟腑互應內接沖和外投飲食於是氣為陽為衛而繞運乎血之表血為陰為榮而潛行乎氣之中遍達周

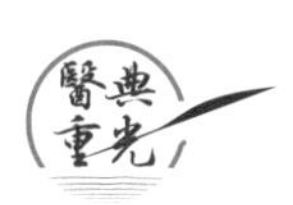

身後環以成脉絡洋溢滿膣開利而通水道是則和煖之氣不免有盛而有衰津液之血不免有涸而有盈也又安得謂無補法哉但其為病本有陰陽虛之固宜精詳藥之豈容浪漫今世謂血氣之病最難愈者莫如腹脹積塊皆謂其有餘而不可補也予嘗治沙鎮梁氏婦年四十餘因隔歲夫病危甚復以家累故憂鬱勞苦致患腹脹膈喘皮現青筋臍突脚硬不能倒床者五月矣脉之沉細遂以峻補大劑投之服

五六帖而喘定再數十帖而腹消脚退及七十帖而其病脫然全愈又治永城陳氏婦年四十八先以失足腰疼愈不二三日即作嗣後畏聞聲響身大汗且惡寒重裀密帳綿衣三四重尤群婢手護之蒸近烈火乃能度日時經血忽止臍下堅凝一塊大如沃龜上界一脉按之至數與手相符大若食指其兩手脉則沉細無力即用熱品微下之以踝弩其中尋易以峻補不二三劑而汗止再服而驚悸定衣被減離復

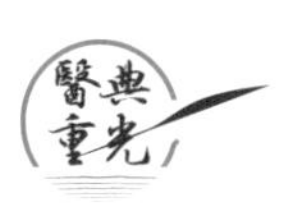

塊如舊處以峻補重劑投至二十餘帖其塊自消而精神復故雖經水亦復行矣　　腹脹之症亦云每每用補而取効脉訣謂滿病虛小者不治然予治數人皆沉細而投大補輙痊信知脉貴有神不在洪小治宜中的切戒孟浪氣無補法一言慎勿固執也○

或問藥縁症該症以脉知審而投之古人往往定有專方恐非所以為典要也　○曰古人治症往往立有

廿三

定方者有二義焉一則示夫後學以身現何症則治當何法藥當何品是則六經各各有屬而千古不易者也此一義也亦有隨所遇之症立所治之法用所宜之藥是雖六經各各有屬而一時應变不同者也此又一義也學者一槩施之不惟拂經絡之理亦且背古人之意須細察脉理因時制用於二端之情常变不偏乃爲得之也即如翻胃之症在人九死一生甚是難治所以難者以其不得而入之則又安得而

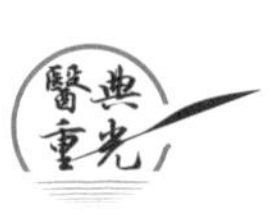

行之也哉然能細察症情則法亦未必無法方亦何必拘方蓋嘗試之矣嘗治一婦病翻胃踰月矣一切物俱莫入惟好茶啜之不吐於是諸醫遂循謂中實多用清利之劑症則益甚予師脉之見其兩手俱沉細而又與茶宜者虛炎上浮故也遂用峻補劑投之即納及查再煎而其吐猶故二日再進亦然諸醫及本家疑藥爲未便予師曰〇浮蓋力薄正不勝邪也遂用大劑急服不惟吐即告止而

卷四

病亦遂去焉予　嘗治建寧廖氏婦者素禀甚虛弱月事不以時行兼得前症且兩月餘矣予脉之弦細而滑予度胃作此痰有熱浮而津凋中虛如前婦所遇之茶入而受者是也亦有鬱甚而中積餘血痰水為祟者如此脉弦細滑之類是也非塞因塞用不可乃乘此時更藥以大吐之得惡汁盈餘皆痰血相混吐後投以補品輒受而飲食亦進踰二三日更易以硫黃等峻味大補不惟吐止而精神倍抑且經調

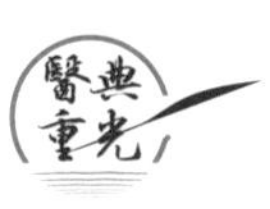

而遂娠孕矣因知雖此一症而变態不常非脉之詳
而見之透又何以得其情而奏厥功也歟
或問君謂製方之法古多從簡矣若果明知藥性如
東垣者或亦不妨於多多而益善也○曰聞諸丹溪
固有是言矣但以鄙見論之君一臣二佐令乃行並
后匹嫡國鮮不亂何者權切忌於傍分而機尤貴於
慎密也故今治病者惟患脉視之際其陰陽之見有
未定爾若病症之見既定而藥性之辯尤明則數以

衆而攻之寡以熱而攻之比較力量之強弱而多寡適停憶度机關之堅瑕而增減的當則輕敵之勇者正須馳单騎以推鋒而倍士卒之氣者尤宜勤主將以親督庶精神無顧望之慊彈壓有山岳之勢善戰取勝端必由之然則製方者品其可以不寡而數其可以不重耶又曾觀之雲游之士其所挾海上奇方而郊野之夫其所尋草本生藥往往止以一品而即取奇効此亦從寡從重之明驗也或者又曰古人

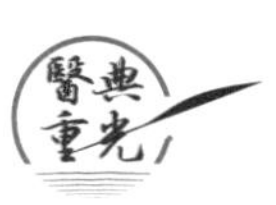

之劑如七方。有大小緩急奇偶複之不同。又有十劑如宣通補瀉輕重滑澁燥濕之互異。然則其法可盡廢歟。曰古法何可廢也。蓋君臣佐使原不可少。今日詞是辨者。正以為君者宜重其權。欲重其權。則味奚容於不專。為臣等者宜順其令。欲順其令。則分奚容以不亞。即古七方十劑。共定味最多者不過八九。若後世之方任意出入。甚至十餘味者有之。二十餘味者有之。又甚至下行者。而又兼之以上升補助者。而復

添之以疎泄包治之味無幾而引經之品紛如不忌煎熬既成液共一鍋其味之滋潤氣之薰蒸六經與胃一時俱徧惟或喜或惡少有差殊耳豈能悉如人意而各各情分也哉學者能知中宮運達之速臟腑區分之難獨於陰陽之微細心分別即一念之疑貳不敢容於攻補之法張膽施爲即一品之依違不忍雜如是則藥雖未投勝已先決何方之不可製而何疾之不可瘳也耶願同志者其共勉之

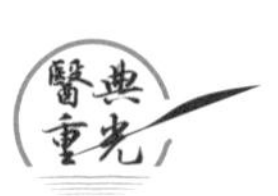

或問經曰通天者生之本故醫探運氣求端于天也夫木火土金水為五運風熱暑濕燥寒為六氣夫五運者即位定之五方六氣者即時行之六候合天地而言之者也而經獨謂通天者何我曰醫之為道深莫深於運氣要亦莫要於運氣也故古人云治病而不知此是即渡海而忘問津其能有濟哉但推運氣二端其位之相次于卜者雖各不同然定體不易而為主其甲己乙庚丙辛丁壬戊癸互化而為運子

一八

廿七

午丑未寅申卯酉辰戌巳亥通變而為氣其變化之進遷于上者亦各不同然職用常行而為客知運氣用施于天則求端于天之意自明矣故天為群物之祖地雖大亦物也天統乎地物固不足以喻神故曰時應則順客勝則順相得則微是上臨下也氣均化平民乃康寧若曰時否則逆主勝則逆不相得則甚是以下加上也氣有勝負民有眚災夫維勝則以所勝侮所不勝害於畏也夫維負則所勝者輕而侮

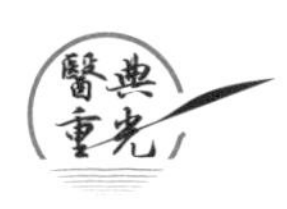

之所生者伉而復之謂之氣迫也故陰陽動靜不可相偏徃来多少不可相越機之所起物之所生無致和無失正無伐化無違時此則天地之所以敷化于民物者也必先歲氣無伐天和無失天信無逆氣宜經絡以通血氣以從復其不足與衆齊同養之和之静以待時是則人物之應化乎天地者也或曰天下古今智者少而愚者常多是應化之未必體之於人四時八節順者固多而逆者亦不少是敷化之未必

廿八

盖之於天也然生生不息萬世不易焉何哉○曰此則天地微機本雖顯露然其端亦可類推而見也今夫一年之氣最可畏而易犯者莫寒暑若也然寒不甚則春宣無力暑不酷則秋收無力四季互爲之用故寒暑當令亦不傷人者職此故也運氣以六十年而週其間寒燥互相変化亦似一大四季然者生尅有數豈盡爲災要之聖人詳悉而昭示於萬世者原非爲天氣之不齊正求人事之相濟爾是之謂聖神

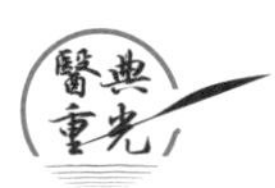

之徵機于今亦不辭於盡露也已

又三十八

醫經會解卷之二

脉理陰陽要語

夫人之生也陽精陰血妙合成形始於結胎終於歸藏然一息之不運微而心智粗而皮毛無一系之不屬要皆陰陽二氣爲之敷布流行者也故槩而論之首陽足陰背陽腹陰肉陽骨陰氣陽血陰腑陽臟陰細而求之臟腑之經絡又各自有陰陽而臟腑之陰陽又各自有多寡其所以審虛實察淺侵決生尅而

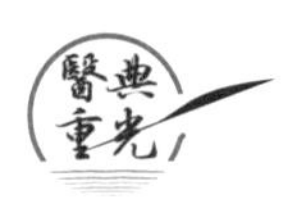

藉以行治法者脉也故即一臟病寧能無有傷氣而未傷血或傷血而未傷氣者乎即一腑病亦寧能無有傷血而未傷氣或傷氣而未傷血者乎既有所傷而臟腑之脉當别何者爲陽腑所傷之脉屬陽何者爲陽腑所傷之脉屬陰又何者爲陰臟所傷之脉此爲屬陽此爲屬陰陰陽之脉理既明斯虛實之病癥自别經云浮大洪數動滑名陽沉細濇弱弦微名陰陰病見陽脉者生陽病見陰脉者死此恒久不易之論

也然浮而濡大而虛數而短動而散非陽中之陰乎沉而牢弦而緊微而伏濇而結非陰中之陽乎有陰必有陽有無必有有未有有天生而無地成之者也故外感之脉忌沉微而内傷之脉忌短數反乎陰陽者也且至虛有盛候大實有羸狀疑似之間生死之判如脉不應指尋之至骨其来弦細此為實火火欝其氣當開欝散火使氣得以舒暢若脉浮取鼓盛而按此其氣大虛當峻補其氣血借曰堅弦之脉多屬

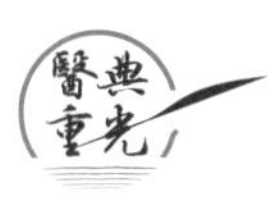

反治立死夫陰陽之不相離物理天然觀之水火水陰也而摧山激石其用則陽火陽也而通隙穿竅其体則陰火外明而內暗水外暗而內明豈可謂火陽而無陰水陰而無陽者乎人能於脉理之陰陽其統体既以詳明而又能細察乎陰中陽陽中陰以是而决生死起沉痾即持亐審固鮮有不中鵠者矣故舉前一隅以為例則三隅可類推矣學者善思而自得之非頴楮所能悉

亦非執古方脉諸書可以按圖而索驥者也

病症陰陽要語

夫天地之氣運候而異委風土之变南北而異宜寒暑之節[illegible]殊而異受故有異疾而同療殊剤而合効者以病在陰陽之情得之也若陰陽之候不明斯虛實之情必察或混寒熱於一掚或用補瀉而乖張譬則瞽者宜行適南而北適燕而齊欲其行之赴家適之獲瘳也鮮矣故病症貴别陰陽内經曰夏秋病陽

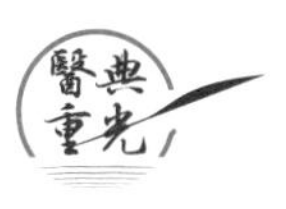

冬春病陰陽病始於温盛于暑陰病始於清盛于寒陽受風氣陰受濕氣陽病發於血陰病發於骨邪入於陽為狂入於陰為痺陽氣勝陰故熱為煩滿陰氣勝陽故身寒如氷陰盛則下虛為陰厥陽盛則上逆為陽厥太陽厥頭重眴仆　陽明厥顛疾　少陽厥聾頰腫脅痛　太陰厥腹滿足脹嘔　少陰厥口乾心痛　厥陰厥涇溲陰縮寧急陽勝則熱陰勝則寒重寒亦熱重熱亦寒此火極似水　水極似火也熱厥陽勝寒厥陰勝寒則皮膚急而腠理閉筋手骨痛而氣不行熱則皮膚緩而

腠理開筋弛骨消而汗大泄氣盛身寒傷寒（寒傷形）氣虛身熱傷暑（暑傷氣）陽病頭疼項強身體苦痛陰病頭重腰痛肢節痠疼陽病口渴引飲而或乾嘔陰病口苦不渴不欲嚥水而多吐陽病聲壯身着床非扶不起陰病声嘶身倦怠軟弱如綿陽病面赤陽結面慘陰病面慘陰竭面赤寒則氣上逆而不食熱則消穀善飢而多食（內傷諸症腹中不和口失穀味外感諸症口中必和能知穀味）掌中熱者腹中熱掌中寒者腹中寒（內傷諸症手心熱手背不熱外感諸症手背熱）

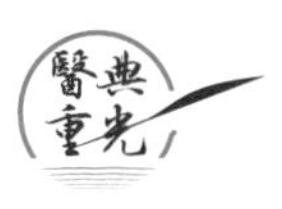

手心不熱中熱則便熱中寒則便寒身大熱反欲近衣熱在外而寒在內身大寒不欲近衣寒在外而熱在內內傷諸症及露霧中遇大暴風反不惡惟門窗中隙小賊風則惡之無論時日每每皆然外感諸症甚惡風寒稍似裸体便不能禁雖重衣厚幕逼近烈火終不能禦其寒一日一時增加愈甚陽虛外寒上焦不通而作戰慄陽盛外熱玄府不通而為汗閉外感諸症拂拂發熱發於皮毛之上如為羽之排或有汗或無汗則其熱之在表也陰虛內熱而胃氣熏胸陰盛內寒而厥氣上逆內傷諸症蒸蒸燥熱發于肌肉之間猶之烙手明其熱之在內也厥氣上逆者下虛寒而氣不納也陽腑病則欲得

寒又欲見人陰臟病則欲得溫惡聞人聲腑病彷彿賁向上下流行臟病止而不行不離其處已上論內傷外感陰陽寒傷形熱傷氣氣傷痛形傷腫先痛而後腫者氣傷形也先腫而後痛者形傷氣也風勝則動熱勝則腫燥勝則乾寒勝則浮濕勝則濡理固然也前數語兼論外科陰陽凡陽病則動陰病則靜陽病有進有退陰病無進無退陽病多實陰病多虛陽厥則實而實陰厥則虛而虛精氣盛固實邪氣乘亦實邪實也屬陽精氣

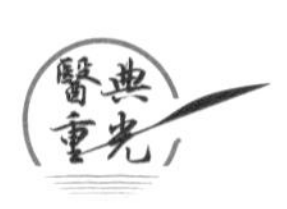

奪固虛邪氣退亦虛　邪虛也屬陰此病症陰陽大都而內傷外感之辨煥若日星即有未詳倣此類推故後諸症方畧亦特舉陰陽爲言而各各所現之症倏忽萬狀心非不欲枚數實有難於枚數也惟推廣是法以別各症陰陽孰爲陽而有餘孰爲陰而不足又孰爲陽而不足又孰爲陰而有餘若腰痛由水少病咳自火多之類如辨黑白如別妍媸了然自判易曰一陰一陽之謂道嗚呼盡之矣請自悟之

治法陰陽要語

夫醫之於疾若老吏斷訟古方書猶律令所謂案也顧所取裁不遷於成而醫也宣道樂理維盡諸症子華子曰藥者瀹也言有疏也纂緒而達其變會要而參其全不可以執而必曰古分古方過矣世人執古方以合病者其殆未知治法之陰陽者乎蓋治病之法隨其症之陰陽而補瀉之病為有餘者陽也而治用汗用下用吐者皆瀉也皆法之屬乎陽者也病為

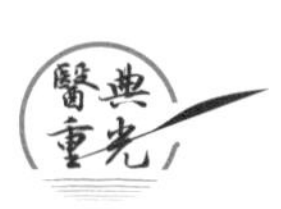

不足者陰也而治用和解用分消用溫補用峻補者均補也均法之屬乎陰者也惟中氣之關於人身也爲甚重而治法之固乎中氣也爲最先次則審其人之素禀強弱若何并平日飲食起居若何與今時所現之症受病之源若何合是三者與脉理之陰陽而互相參究對同爲其有未同者展轉細察不得於此必得於彼而陰陽之辨自真於是即陰陽之中又權其輕重標本而先後緩急治之或急補陽以長陰或

先滋陰以平陽或瀉表而或瀉裏或發補而或平溫或從正治或從權治或從變治而以數法妙用斡旋於一心制其過但取其平誅其暴必欲其已乃為得之也故病在高者因而越之上取而吐用瓜蒂散梔豉湯之類病在下者引而竭之下取而利用承氣湯陷胸湯之類中滿者瀉之於內內取而解之如瀉心湯十棗湯之類有邪者漬形以為汗外取而散之如病入裏之表之者麻黃附子細辛湯之類以漬發之也在皮者汗而發之麻黃桂枝湯之類慓悍者按而收之怯則重劑以鎮之滑

三十五

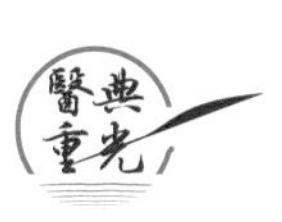

則溢劑以狀之治熱以寒治寒以熱治溫以清治清以溫發表不遠熱以熱劑汗之麻桂之類攻裏不遠寒以寒劑下之硝黃之屬凡此數者皆正治法也其病在上者取之下下取而利或不利而用降病在下者取之上上取而吐或不吐而用提或病在中者旁取之或上下分消或左右藥散熱因寒用熱為寒格而熱劑冷服寒因熱用熱病寒劑不入用酒氣熱引寒因甚用如中滿下虛乃疎啓其中峻補其下少服則資壅多服則宣通通因通用如大熱內結注瀉不止以寒

下之食積便痢以丸下之寒積內凝久痢泄瀉愈而復發連歷歲時以熱下之寒熱結散積消痢止有先病而後生中滿者宜先治中滿謂其急也或病中滿而二便不利者又宜先治二便謂其尤急也凡此數法皆從權治也其治熱以寒而復熱者宜取之陰強腎而心平治寒以熱而復寒者宜取之陽益心而腎平其治中必僭上補火必涸水治肺必防脾治腎必防心宜監制之治表宜及裏治此宜及彼主治者多

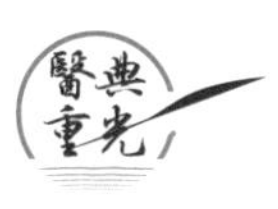

而反之者少宜佐使之凡此數法皆從變治也有服寒而反熱服熱而反寒者犯其王氣是以反也王氣者四時氣王之月也不犯王氣而反者五味入胃各歸其所喜攻久而增氣物化之常也如黃連性寒味苦苦多入心久服心盛實而不寒故云服黃連不寒正謂此也經云必先歲氣歲氣者正王氣也毋伐天和凡用藥不論補瀉俱要按春夏秋冬升降浮沉之理升降浮沉則順之熱毋犯熱寒毋犯寒無者生之有者甚之此聖人奉若天道立德立言之至理春防風升麻夏黃芩知

丹白芍秋澤瀉茯苓冬乾姜肉桂然勢有不然者又宜從權從變以驗治其病與藥宜信當倍用以應天特倚病與藥悖必宜禁用以壽民命慎毋固執以傷生所謂神而明之存乎其人又孰非聖經乎且也氣虛發厥血虛發熱厥者手足冷也氣爲陽陽虛則陰湊之故厥血者陰也血虛則陽湊之故發熱也夫氣虛發厥者人固知補陽而多用溫品血虛發熱者人亦知補陰而反用凉藥殊失陽生陰長之理非金水化生之源三

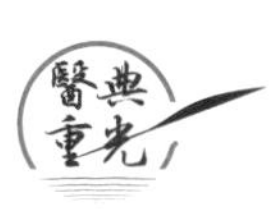

焦之熱未除而中寒之證頓生信當用温養血氣之藥以補陰如黄芪建中湯之類若栢知芩蓮等劑非所宜也其病實熱者極而手足厥冷所謂熱深厥亦深必當用凉藥而温藥又非所宜須以脉别之此毫釐之症最為難辨而傷生之禍莫此為速慎之慎之先正有言面白人不可飲酒以酒耗血又不可用發散藥以中氣本虚而又虧之面黑者不可用黄芪以中氣本實而又補之此亦非變通之論也病當表則

来病當補則補為可執面色之黑白以為懸權而禁用補瀉乎是與因噎而廢食者等矣至人治病必量人體之虛實察病勢之大小藥力因之而輕重必求其所因以伏其所主譬由火也人間之火遇草而爇得木而燔可以濕伏可以水滅疾之小者似之而疾之大者則若神龍之火得濕則焰遇水則燔當隨其性而升降之為可以伏之滅之也故昔人精於斯者術多中的而聲名冠當世時人為之語云識用檐頭

三十八

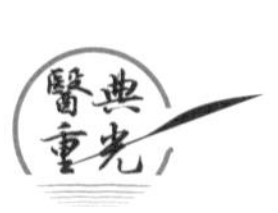

三斗火陳承箴襄一盤水孟嘆之也陳藏用姓石蜀人
陳承餘杭人
治病者貴會而通之孟夫子曰執中無權猶執一也
斯言要矣神明急焉願同志者思集大成可也

藥性陰陽要語

夫藥古云一君二臣三佐四使其意以謂藥雖衆品
主病者專在一物其他則節級相爲用大畧相統制
如此爲宜不必盡然也所謂君者主此一方固無定
物惟期當病焉已矣為當於病即一物甚捷何必衆

多藥性論乃以眾藥之和厚者定為君其次為臣為佐有毒者多為使此謬說也是不知藥性之陰陽者也假如欲攻堅積則巴豆輩豈得不以為君乎故職醫師者欲處方療病當先明辨乎藥理晰之精考之確而用以疎滌邪穢補益氣血乃無左於病也然萬物眾多撮之不離乎氣味而氣味混淆要之不外乎陰陽其輕清成象者本乎天重濁成形者本於地氣味辛香發散為陽氣味酸苦涌泄為陰氣為陽氣厚

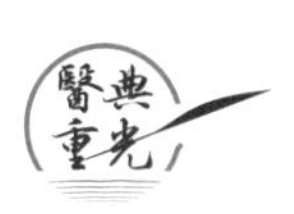

則陽中之陽氣薄則陽中之陰也故薄則發泄厚則發熱味爲陰味厚則陰中之陰味薄則陰中之陽也故薄則通厚則泄其陽中陽者氣清而又清善發腠理若清而濁則實四肢其陰中陰者味濁而又濁專走五臟若濁而清則歸六腑故辛散酸收淡滲鹹軟苦泄甘緩此五味之能也酸爲木化鹹因水生苦因火成甘緣土産辛由金致此五臟之情也以氣味之能而調養臟腑之情此聖神因病而議藥藥定而方

成之大法也内經曰形不足者温之以氣温其衛氣而膚體自充肥矣精不足者補之味實其臟腑而津液自生長矣然考其歸臟腑之病情又不過乎風熱濕燥寒之勝負而藥品之物曲亦不出乎寒熱温凉平之氣味病為寒為寒濕為風陰也而以温熱之藥治之陽攻陰也病為熱為濕熱為燥陽也而以寒凉之藥治之陰平陽也人徒知藥之神者廼藥之力也殊不知廼用藥者之力也人徒知辨真偽識藥之為

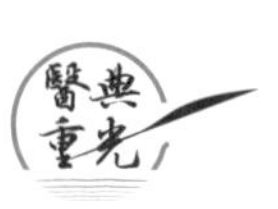

難殊不知分陰陽用藥之為尤難也古之上醫善察脉識病情知病與藥宜惟用一物攻之氣純而功速明乎陰陽者也今人不善為脉以情度病多其物以幸其功不知陰陽者也譬獵不知兔廣絡原野冀一人獲之術亦踈矣一藥偶得它味相制弗能專力此難愈之明驗今故為之分門列治而以寒熱溫凉平之性註于下附以十二經絡臟腑病情藥性于後惟求乎陰陽之不雜庶幾可以立方而療病也已

治風門

風自外入以鬱正氣故治風多行氣開表藥風入久變熱熱生痰又宜用怯風化痰藥熱極生風風能燥液又宜用清熱潤燥藥

行氣開表藥

羌活苦甘辛性微溫平　獨活同上　防丰甘辛性溫

麻黄香甘性溫　荆芥辛苦性凉　細辛大辛性溫

白芷辛性溫　川芎辛甘性熱　藁本辛苦性溫

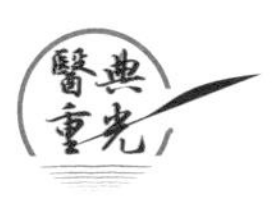

升麻 辛苦平 性微寒　薄荷 辛苦凉 性寒　乾葛 甘苦 性凉

紫蘇 辛甘 性温　天麻 辛甘 性平　秦艽 苦辛平 性温

蔓荊實 苦辛 性微寒　威靈仙 苦 性温　蒼耳實 苦甘 性温

連翹 苦平 性平微寒　牡荊實 苦 性温　惡實 辛苦 性平

祛風化痰藥

皂莢 辛苦 性平　藜蘆 辛苦 性微寒　天南星 辛苦 性平

瓜蒂 苦 性寒　蟬蜕 鹹甘 性寒　何首烏 甘苦澀 性温

全蝎 甘辛 性温　牛黄 苦平 性凉　白附子 甘辛 性[illegible]

虎骨辛性平微熱　殭蠶鹹辛性平　白花蛇甘鹹性熱

烏梢蛇同上　川烏辛鹹性熱　石南辛苦性平

清熱潤燥藥

菊花苦甘平性寒　木賊甘微苦性平　密蒙花甘平性微寒

白薇苦鹹平性寒　五加皮辛苦性溫微寒　蒺藜子苦辛性微寒

天竺黃甘性寒　青葙子苦性微寒　巴戟天甘性溫

主治各經風藥

肝川芎　心細辛　脾升麻　肺防風

腎獨活　胃升麻　大腸白芷　小腸藁本

三焦黄芪　膀胱羌活

治熱門

熱與燥皆屬陽故治熱多陰藥宜與治燥門通看有鬱火宜發散火鬱則發之升陽散火也又宜用風門藥

治上焦熱藥

黄芩苦平性寒　梔子苦性寒　山豆根苦性寒

沙参性苦平後寒　玄参性苦鹹寒　升麻性甘苦平微寒

前明性苦微寒　青黛性甘苦寒　桔梗性苦寒

治中焦熱藥

黄連性苦寒　連喬性苦平　胡黄連性苦寒

葛根性甘苦凉　香薷性辛微寒　玄明粉性鹹苦辛寒

石斛性甘平　滑石性甘淡凉　茵陳蒿性苦辛平寒

石羔性辛甘寒　大黄性苦大寒　羚羊角性鹹苦寒

芒硝性辛鹹寒　犀角性甘辛鹹寒　淡竹葉性苦寒

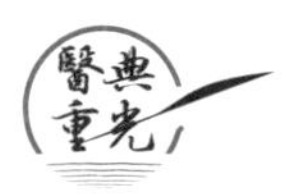

治下焦熱藥

檗木性苦寒　柴胡性苦凉　草龍膽性苦澁寒

防己性辛苦散寒　石膏性苦甘平散寒　車前子性甘鹹寒

通草性辛甘平　地榆性苦甘鹹寒　地膚子性苦寒

苦參性苦沉寒　秦皮性苦寒　文蛤性鹹苦平

龜甲性鹹甘平　鱉甲性鹹平

已治各經熱藥

肝氣柴胡 血黄芩　肺氣石羔 血梔子　腎氣玄參 血黄柏　心氣麥門冬 血黄連

膽氣連翹血柴胡　胃氣葛根血大黃　脾氣白芍血天黃　三焦氣連翹血地黃

膀胱氣滑石血黃栢　大腸氣連翹血大黃　小腸氣赤茯血木通　包絡氣門冬血丹皮

主治各經癆瘵發熱藥

肝氣當歸血柴胡　心氣生地血黃連　脾氣芍藥血木瓜　肺氣石羔血桑白皮

腎氣知母血生地　膽氣柴胡血瓜蔞　胃氣石羔血芒硝　大腸氣芒硝血大黃

小腸氣白茯血木通　三焦氣石羔血竹葉　膀胱氣滑石血澤瀉

治燥門

燥因血虛而然蓋血虛生熱熱生燥是也宜用解

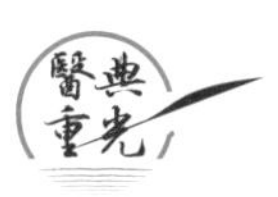

熱生津藥及滋血潤燥藥夫燥熱皆屬陽宜與治

熱門通看

解熱生津藥

天門冬苦甘平性寒　知母苦辛性寒　麥門冬甘微苦性微寒

貝母辛苦平性寒　蘭草辛甘平性微溫　瓜蔞根苦性寒

梅實酸性平　紫菀苦辛性溫　馬兜鈴苦性寒

阿膠甘辛平性微溫　遠志苦性平　款冬花辛甘性溫

菖蒲辛苦性熱　酸棗仁酸性平　地骨皮苦性寒

訶梨勒苦辛性温　枇杷葉苦性平　牡丹皮苦性寒

五味子酸性温　淡竹瀝甘辛性平

滋血潤燥藥

當歸甘辛性温　芎藭辛甘性温　生地黃甘苦性大寒

芍藥苦酸微辛性寒　麻子甘性平　紅藍花辛甘苦性温

杏仁甘苦性温　桃仁苦甘性平　蜀葵花甘性寒

槐實苦酸鹹性寒　栢實甘辛性平　郁李仁酸苦性平

蒲黃甘性平　牛膝苦酸性平　蘇方木甘鹹酸性平

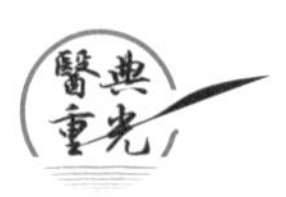

枸杞甘性温微寒　瑣陽甘鹹性　肉蓯蓉甘酸鹹性熱

鹿茸苦辛性熱　熟地甘苦性凉微温

主治各經燥藥

肝當歸　心麥門冬　脾麻仁　肺杏仁

腎栢子仁　大腸硝石　小腸回香　三焦山藥

膀胱回香　心包絡薏仁

治濕門

濕因氣虚不能運化水穀而生宜用補氣除濕藥

又宜調中消導藥行濕利大小便藥外濕宜汗散宜用風門藥風能勝濕也溫熱內生又宜用熱門藥洩熱而滲濕也夫濕寒皆屬陰必宜與治寒門通看

補氣除濕藥

黄耆甘性溫　人参甘微苦性溫微寒　甘草甘平性生寒熟溫

白术甘辛微苦性熱　茯苓甘淡性平　薯蕷甘性溫平

調中消導藥

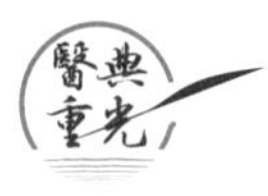

蒼朮苦甘辛性熱　半夏辛微苦性生寒熟温　旋覆花鹹甘性寒

橘皮辛苦性熱　青皮苦辛性平　大麥蘖鹹甘性平

枳殼苦鹹辛性微寒　枳實苦酸性寒　京三稜苦辛性平

厚朴苦辛性温　香附辛甘性温　大腹皮辛性平

神麯甘性平　查子甘性温　白藊豆甘性温

蓬莪朮苦辛性熱　阿魏辛性平　使君子甘性温

薏苡仁甘淡性平微寒　罌粟殼甘澁性平　檳郎甘辛苦性温

行濕利大小便藥

豬苓甘苦淡性平　澤瀉甘鹹性寒　木瓜酸甘性溫

瞿麥苦性寒　紫草苦性寒　赤小豆辛甘酸性溫平

百合甘性平　葶藶辛苦性大寒　牽牛子苦性寒

大戟苦甘性大寒　芫花辛苦性微溫　甘遂苦甘性大寒

海藻苦鹹性寒　昆布鹹性寒　木通辛甘性平

主治各經瀉藥

肝白朮一云川芎　心黃連一云赤茯　脾白朮　肺桑白皮

腎澤瀉　胃白朮　小腸車前子　三焦陳皮

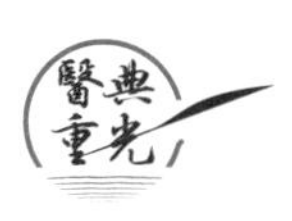

膀胱茵陳　大腸秦艽　心包絡茗

治寒門

治寒以熱熱藥屬陽故治寒多陽藥外寒宜汗散宜用風門藥寒從汗觧也夫寒濕皆屬陰又宜與治濕門通看

治上焦寒藥

附子辛甘酸性大熱　烏頭辛甘性熱　生薑辛甘性熱

桂枝甘辛性温　沉香辛性温

治中焦寒藥

乾姜 辛 性大熱
藿香 辛甘 性温
巴豆 辛 性熱
胡椒 辛 性熱
韭子 辛 性熱
檳郎 辛苦甘 性温
常山 苦辛 性凉

桂 甘辛 性大熱
丁香 辛 性熱
蜀椒 辛 性熱
艾葉 苦 性温微寒
木香 辛苦 性温
沉香 辛 性温
草果 辛 性温

高良姜 辛苦 性熱
白豆蔻 辛 性大温
草豆蔻 辛 性熱
肉豆蔻 苦辛 性熱
莎草根 甘辛 性温微寒
縮砂蜜 辛苦 性温
紫真檀 辛鹹 性温

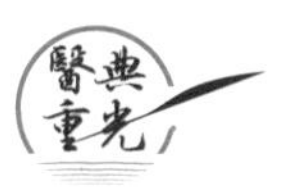

鬱金 性辛苦温微寒

白芥子 性辛温

五靈脂 性辛熱

治下焦寒藥

附子 性辛甘大熱醎

杜仲 性辛甘温

烏藥 性辛温

[illegible] 苦甘

薑黄 性辛温

蘿菔子 性甘辛温

附子 性辛甘大熱醎

沉香 性辛温

兎絲子 性辛甘温

懷香子 性辛甘平

補骨脂 性苦辛温

益智子 性辛温

延胡索 性辛苦温

蓽澄茄 性辛大熱

蓽澄茄 性辛大熱

山茱萸 性酸澁温

吴茱萸 性辛苦熱

巴戟天 性辛甘温

主治各經寒藥

	氣	血
肝	吴茱萸	當歸
肺	麻黄	乾姜
大腸	白芷	秦艽
膀胱	麻黄	桂枝
心	桂心	同上
腎	細辛	附子
小腸	茴香	玄胡
心包絡	附子	川芎
脾	吴茱萸	同上
膽	生姜	川芎
三焦	附子	川芎

十二經絡臟腑病情藥性

心臟 左寸浮以取心，故經云：附上左外以候心。

夫心者，手少陰之經也。心生液血，君主之官，神明出

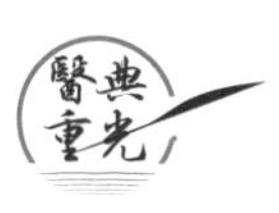

焉於時為夏丁火之臟味喜苦而志在笑發乃血餘舌為心苗汗屬心液脉在左寸是心也本多氣而少血人靜虛者少而曲運者多愈耗其血虛寒之病恒必由之老子云延年不老心靜而已即有病熱多屬虛熱血虛而氣凌之其為實熱者寡守真謂心熱語君火本然之性也予聞心寒精曲運神機而戕於人者言也故心實則熱心虛則寒心靜則安心動則燥虛寒者怯怕驚悸健忘恍惚寢不安寐盜汗冷痛

便自可脈必濡細遲虛實熱者顛狂譫語腮赤舌乾引飲多言痴呆昏睡懊憹痞痛二睛澁黄脉必洪數沉實心盛則熱見手外口舌生瘡乾裂腫痛多夢笑畏是謂太過瀉之立已心虛則熱收於內虛熱煩燥怔忡不寧多夢救火陽物是謂不及補之立已又或補母而或瀉子或瀉以味甘而補以味鹹或補以氣熱而瀉以氣涼俱宜審症而議藥慎勿妄意以傷生

本經補瀉寒熱温凉平藥品

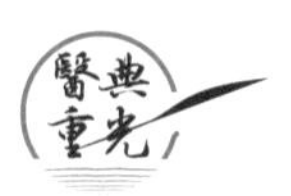

寒　大黄　牛黄　犀角　知母　竹瀝

天花粉　瓜蔞子　山梔子　玄明粉

熱　厚桂　附子　檀香　沉香　乾姜

川芎　縮砂

溫　桂心　藿香　烏藥　沒藥　木香

甘松　川歸　細辛　靈砂　茴香

五靈脂　玄胡索　大腹皮　石菖蒲　麝香

赤石脂

凉

黄連　蘆根　鉛丹　麥門冬　柴胡

前胡　貝母　枳實　淡竹葉　沙参

真珠　丹沙　生地黄　熟地黄　豆豉

代赭石　天竺黄

平

酸棗仁　紫石英　天門冬　遠志　小草

自然銅　白石英　白茯苓　伏神　山藥

人参　金屑　銀屑　玉屑　琥珀

辰沙　硃砂　龍齒　燈心　陳麹

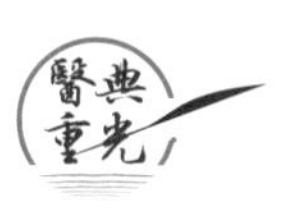

甘草　百合　文蛤敷口瘡　鐵秀粉安心志消舌腫

冰片治舌長出不收

東垣報使引本經藥

小腸脉

夫小腸者手太陽之經也受盛之官泌清別濁而化物出焉胃之下口乃小腸上口也臍下一寸水分則小腸之下口也水液入膀胱滓穢入大腸故云化物出焉是經也多血而少氣脉在左寸而候在人中千金云唇厚人中長以候小腸病則小腸痛連臍脊控睪而疼實則

脉實煩滿而口舌生瘡或尿血而血淋久變成膏淋石淋婦人赤帶熱入大腸為白帶虛則脉虛懊憹而脣青尿白或便頻而精滑或為白濁虛疼小腸疝氣治宜補虛而瀉實或升坎水以沃心火或降離火而溫腎水藥或補以氣涼而瀉以氣溫或瀉以味辛而補以味酸信當活變以曲全不可刻舟而求劍

本經補瀉寒熱溫涼平藥品

寒　大黄　山梔子　黄柏　知母　葶歷

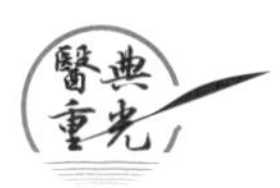

黄芩　海金沙　苦練　滑石　防葵

葵子　天花粉　楝實　大戟　屋遊

童便　玄明粉　甘遂　白薇　水萍

紫草　鳳尾草　昆布　牡蠣　海藻

水蛭　螻蛄　蜣螂　鼠婦　衣魚

王不留行

熱

蓽澄茄　葫蘆巴　沉香　附子　蜀椒

吳茱萸　原蚕蛾　秦椒　巴豆

澀

麝香　巴戟天　葱白　小茴香　烏藥

川歸　赤石脂　梹郎　荔枝核　木香

金櫻子　益智仁　破故紙　續隨子　食塩

韭菜子　白芥子　橘核　八角茴　陳皮

紫蘇

凉

石蓮子　地骨皮　通草　木通　茅根

麥門冬　白鮮皮　薄荷　澤瀉　瞿麥

代赭石　車前子　芍藥　扁蓄　枳殼

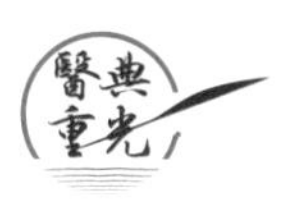

甘草稍　荆芥穗　酸漿　石鷰　楝實

平

石斛　琥珀　燈心　石常　猪苓

龍骨　小草　榆皮　赤茯　商陸

牛膝　秦艽　百合　萆薢　防已

海蛤　桑螵蛸　蛤蚧　蚯蚓　蝙蝠

胡麻　麻子仁　赤小豆　白冬瓜　蕤仁

菉豆　甘草　香附　芫花　粟米

東垣報使引本經藥

肝臟 右關浮以取肝故經云附上左外以候肝

夫肝者足厥陰之經也將軍之官謀慮出焉於時為春乙木之臟內藏魂而藏血外榮爪而榮筋淚出於肝竅開於目脈在左關而候在兩脇是經也本多血而少氣人怒則肝傷肝氣鬱而不納血則血不華色而筋急肉瞤脇痛目昏往往有之然實則脈實兩脇痛而目赤腫疼虛則脈虛七葉薄而昏淚汪汪風寒傷木則一囊遂疾寒邪入經則諸疝作痛或上燥而

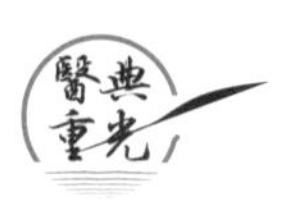

下寒或頭疼而氣厥寒濕脚氣風熱膝疼是皆可補則補當瀉即瀉或資心火以補肝虛子能令母實或抑陽光而瀉本實實則瀉子藥或補以味辛而瀉以味酸或瀉以氣涼而補以氣溫信當活若盤珠不可滯如膠柱

本經補瀉寒熱溫凉平藥品

寒

草龍膽　胡黃連　羚羊角　犀角　磁石

地膚子　山梔子　井泉石　大黃　黃芩

馬齒莧　鯉魚膽　黃栢　空青　秦皮

熊膽　田螺　海藻　滑石

熱　厚桂　吳茱萸　川芎　生薑　乾薑

良姜　蜀椒目　附子　鹿茸　秦椒

溫　芎藭　款冬花　木香　阿膠　陳皮

羊肝　兎絲子　防丰　梹郎　烏藥

桂心　五味子　大棗　蒼朮　杏仁

半夏　谷精草　白朮　薑黃　川歸

白芷　白芥子　細辛　全蝎　乳汁

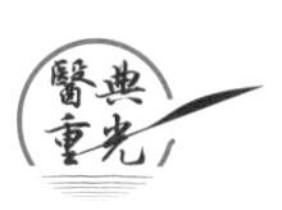

木瓜　小茴香　艾葉　松脂　梹郎

蟾蜍　枸杞子　酒

涼

柴胡　草决明　芍藥　蔓荆子　黄連

菊花　天竺黄　龍腦　生地黄　沙参

前胡　熟地黄　青黛　麥門冬　蟬蜕

楮皮　青葙子　瞿麥　蒼耳實　枳實

枳殼　密蒙花　楮實　車前子　荆芥

桔梗　丹沙　真珠　射干　玄參

平

岕茶

人参　酸棗仁　茺蔚子　芡實　辰砂

連翹　白茯苓　薏苡仁　南星　甘草

蕤仁　菥蓂子　鼠粘子　烏梅　銅青

獨活　海桐皮　海螵蛸　羌活　木通

木賊　白殭蚕　覆盆子　文蛤　蝙蝠

杜仲　石南葉　五加皮　蛇蜕　桃仁

琥珀　石决明　鐵秀粉　胡麻　小麥

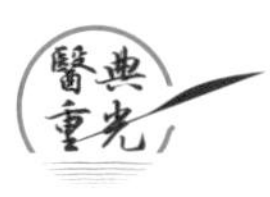

燈心　白花蛇　赤小豆　白蒺藜　青皮

蠐螬汁

東垣報使引本經藥

膽腑　左關沉以取膽故經云附上左內以候膈

夫膽者足少陽之經也中正之官決斷出焉附肝葉而藏汁喉咽門而象青闌竅隨肝左關之脉是經也少血多氣病則眉傾口苦而嘔宿汁善太息恐如人將捕之實則脉實風引癇生而精神不守或實熱而

多睡或膈塞而咽痛或痰盛而顛狂虚則脉虚神亡昏亂而煩擾不眠多恍惚而恐怖多睡卧而驚叫多憂悶而眼慄實虚之症了然補瀉之法自定

本經補瀉寒熱温凉平藥品

寒

草龍膽　羚羊角　黄芩　盆硝　滑石

凝水石　胡黄連　石羔　大黄　牡蠣

山豆根　水銀　防葵　牛黄　犀角

熊膽

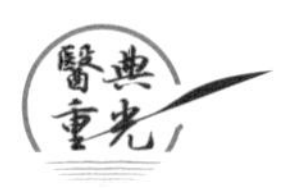

熱　附子　乾姜　沉香　川芎　生薑

乳香　砂仁　麻黄

温　麝香　赤石脂　山茱萸　桂心　木香

靈砂　益智仁　枸杞子　全蝎　半夏

陳皮　紫蘇　五味子　血餘

凉　黄連　熟地黄　甘菊花　青黛　柴胡

枳殻　淡竹葉　代赭石　薄荷　桔梗

丹砂　鉛丹　麥門冬　玄參　蟬蜕

木通　絡石　生地黄　天竺黄　茶

竹茹　枳實

平

人参　酸棗仁　白茯　茯神　琥珀

遠志　天門冬　秫米　甘草　硃砂

腦子　白殭蚕　辰沙　栢子仁　天麻

蒲黄　鐵秀粉　花蛇　龍骨　南星

金屑　紫石英　雄黄　百合　青皮

銀屑　白石英　牡丹皮　自然銅　虎骨

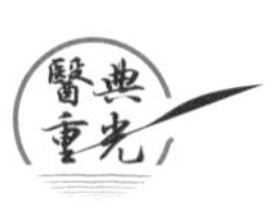

黑鉛　伏龍肝　蛤蚧　露蜂房　白歛

胡麻　山藥　馬勃

東垣報使引本經藥

脾臟

夫脾者足太陰之經也倉廩之官五味出焉己土之臟土旺四季其味甘而其色黄其聲歌而其志思内藏意而主四肢外合肉而統五臟涎為脾液噦乃脾病竅開於口脉在右關是經也本少血而多氣以其

脾散精液歸手腑臟故血少也人聞樂則脾動活[illegible]沉思則脾困倦脾虛則身躰瘦而四肢不舉脾實則飲食消而肌肉滑澤氣虛則嘔脾寒則吐胃寒則飲不消脾冷則食不化脾胃虛寒則泄瀉注下而口不渴手足厥冷陰陽反夾則癨乱吐瀉而忌米飲手足轉筋物積氣滞則心腹疞痛而蒸飽悶中虛氣薄則肚腹虛膨而為假滿水腫臍凸肢浮求匕最难脾病口青唇黑去死愈近脾為中洲調之上策居常則戒

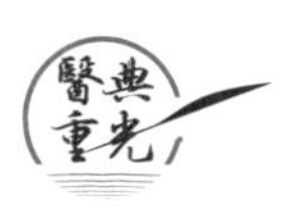

滿意之食省爽口之味熱無灼灼寒無氷氷勿過飽以傷脾勿失飢而倦氣臨病則察飲食劳倦之灾定溫多辛少之劑東垣云大抵治飲食劳倦所得之病乃虛劳七傷症也當用溫辛溫多辛少之藥治之是其本法也審食物寒熱之因用陰陽補瀉之法氣別寒熱溫涼用貴適宜味辨甘補苦瀉行當熟記

本經補瀉寒熱溫涼平藥品

寒　大黄　滑石　山梔子　葶藶　黄芩

瓜蒂　黑牽牛　山茵陳

熱

附子　乾姜　生薑　良姜　砂仁

肉豆蔻　白豆蔻　草豆蔻　吳茱萸　胡椒

蓽澄茄　紅豆　蓽茇　莪朮　巴豆

官桂　丁香　川烏　檀香　川芎

乳香　沉香

温

白朮　蒼朮　厚朴　陳皮　黄耆

藿香　半夏　大棗　木瓜　烏藥

益智仁　白扁豆　大腹皮　陳倉米　檳郎

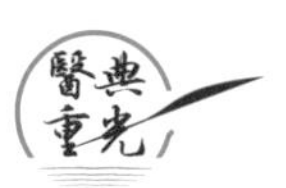

玄胡索　五靈脂　小回香　八角回　猪肚

没藥　萊菔子　草果仁　炙甘草　甘松

木香　安息香　丁皮　家蓮肉　鯽魚

太陰玄精石

凉

黄連　升麻　芍藥　柴胡　乾葛

枳實　枳殻　澤瀉　葈耳實　竹茹

平

芡實　大麥芽　連翹　茵蔯　白茯

山藥　桑白皮　青皮　人參　伏神

三稜　神麯　伏龍肝　谷蘖　商陸

蒲黄　天麻　冬瓜仁　没石子　阿魏

枇杷葉　薏苡仁　生甘草　赤小豆　菉荳

香附子

東垣報使引本經藥

胃腑　古關滑以取胃故經云附上右外以候胃

夫胃者足陽明之經也倉廪之官水穀受焉胃為水穀之海脾為化運之器安穀則昌絶穀則亡水去榮

散穀消衛亡榮散衛亡神無所居水入于經其血迺成穀入于胃脉道乃行故血不可不養衛不可不温血温衛和榮衛流行欲求榮衛之流行先宜調理乎胃陽孫真人曰五臟不足宜調於胃胃調則五臟安定血脉和調精神乃居胃脉右關

胃候口唇是經也多血多氣傷冷者多傷熱者寡胃則脉實唇口乾渴而腋下腫痛或瀕瀕嘔噦或食癥酒癖則胸脇刺痛間或吐物則味多酸苦虛則脉虛唇口青白而骨節酸疼或時時咳逆或濁忤清境則

吐瀉交作時多吐水則色必青白虛即為寒寒則胃痛徵緩實即為熱熱則胃疼難當實常飽而不思食虛雖飢而不欲食信宜虛者補而實者瀉不可虛其虛而實其實

本經補瀉寒熱温凉平藥品

寒　大黄　芒硝　滑石　石膏　苦參

玄明粉　寒水石　山梔子　天花粉　黄芩

馬齒莧　山豆根　硝石　田螺

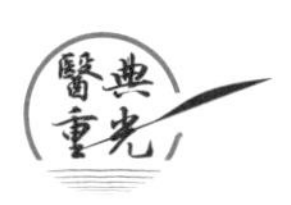

熱 附子 良姜 乾姜 生薑 川芎

吴茱萸 肉豆蔻 白豆蔻 草豆蔻 丁香

胡椒 礬石 華澄茄 桂花 沉香

檀香 烏頭 石硫黄 沙仁 莪术

紅豆

温 益智仁 厚朴 藿香 香薷 白术

家蓮肉 陳皮 白扁豆 黄芪 半夏

五味子 辛夷 炙甘草 松脂 蒼术

石龍芮　鯽魚　訶棃勒　茅香　甘松
草果仁　棗　韭菜汁　木香　木瓜
白芥　酒　蘿菔子　紫菀　橄欖

涼
枳實　茅根　黃連　乾葛　升麻
麥門冬　竹茹　紫參　鉛丹　梨

平
香附　人參　芡實　山查　谷芽
大麥芽　神麯　山藥　百合　玉屑
石斛　連翹　薏苡仁　黑鉛　粳米

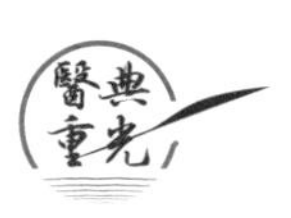

粟米　白冬瓜　白茯苓　三稜

東垣報使引本經藥

肺臟

夫肺者手太陰之經也辛金之臟治節出焉於時為秋於氣為本以華盖而本清惡濁象乾金而生水喜土内藏魄而外養皮毛上荣眉而中生液涕竅開於鼻脉候右寸是經也本少血而多氣人惟七情内傷使氣鬱而氣奪陽氣虛則六淫易襲陽光盛則六藥

焦實則脉實上熱氣粗而鼻壅塞風嗽氣嗽熱嗽或唾紅痰或多胸痞喘喝齁鼻淵不止實熱咽痛舌裂面生谷嘴酒查鼻内成肺癰外發爲痔虚則脉虚少氣不足而息低微冷嗽虚嗽久嗽或流清涕或多肺脹喘滿聲促呼吸不利虚熱咽腫失音喉生毒瘡食不下内患肺痿外爲乾咳遍身癮疹常痒痛是爲風熱沿皮燥癢似虫行多屬氣虚虚者補而實者瀉補用酸熱而瀉用辛凉

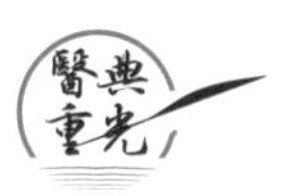

本經補瀉寒熱温凉平藥品

寒

葶藶　葵子　枯黄芩　瓜蔞子　知母

石膏　童便　天花粉　王瓜子　犀角

苦參　朴硝　羚羊角　山梔子　瓜蒂

熊膽　牛黄　馬兜苓　山豆根　甘遂

大黄　海粉　青礞石　玄明粉　石膽

昆布　海藻　鷺管石

熱

附子　乾姜　白豆蔻　蓽澄茄　生薑

溫

肉桂　麻黃　砂仁　沉香　巴豆

秦椒　川芎

黃芪　五味子　阿膠　紫菀　防風

木香　半夏　陳皮　杏仁　細辛

香白芷　蘿菔子　紫蘇子　白芥子　檳榔

款冬花　鹿角膠　鍾乳粉　訶梨勒　葱白

蜜陀僧　續隨子　白附子　白朮　蒼朮

當歸　姜黃　松蘿　辛夷　烏藥

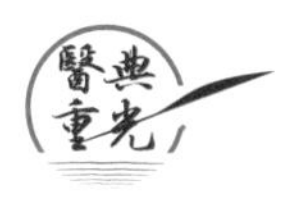

赤石脂　香薷

涼

麥門冬　車前子　枳殼　澤瀉　通草

沙參　玄參　貝母　青黛　桔梗

竹茹　天竺黃　前胡　柴胡　百部

薄荷　地骨皮　芍藥　側栢葉　荊芥

蒼耳實　黃連　豆豉　白砒　茅根

茅花　升麻　藕節　硼砂　木通

射干　生地黃　熟地黃　淡竹葉　乾葛

絡石　茜根　禹餘糧　旋復花　蚕沙

柿　梨　枳實　百草霜　茶

竹瀝　礬

平

人参　山藥　酸棗仁　白茯苓　南星

琥珀　赤茯　胡荽　天門冬　青皮

枇杷葉　桑白皮　蛤蚧　甘草　神麯

百草膏　皂莢　蒲黄　百合　雄黄

麻子仁　椶櫚子　白石英　牡丹皮　羌活

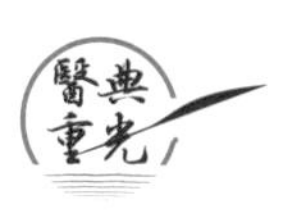

獨活　白蒺藜　石膏　防己　桃仁

石南葉　芫花　海蛤　白殭蚕　烏梅

鐵秀粉　香附　白芨

東垣報使引本經藥

大腸腑 右手沉以取火腸故經云附上右內以候胸中

夫大腸者手陽明之經也傳道之官變化出焉候在鼻頭脉詳右寸是經也多血多氣實則脉實傷熱而腸滿不通腸風便血酒積臟毒甚則腸內生癰或外

痔熱痛或赤痢腹疼而裏急後重食積泄瀉熱瀉則糞色赤臭穢难開而谷道熱又或燥結便閉而糞黑虛則脉虛傷寒而腸鳴洞泄注下清水冷積臟寒甚則滑利不禁或每日晨泄或白痢滞下而成休息痢氣虛泄瀉寒瀉則糞色青不作臭穢而多自遺又或腸液乾枯而便難務宜審寒熱而用温凉責虛實而施補瀉

本經補瀉寒温凉平藥品

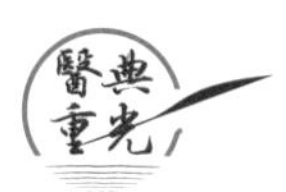

寒 大黄 芒硝 黑牽牛 天花粉 牡礪

熊膽 卷栢 山梔子 瓜蔞子 槐花

槐角 滑石 蝸牛 防葵 黄栢

雷丸 山茵陳 條實黄芩

熱 厚桂 乾姜 呉茱萸 巴豆 生薑

肉豆蔻 川芎 川烏 沉香 附子

白豆蔻 硫黄 砂仁 莪术 蜀椒

温 半夏 木香 葱白 檳郎 厚朴

白术 蒼术 續隨子 訶梨勒 陳皮
桂心 大棗 五味子 黃耆 川歸
家蓮肉 烏藥 蘹香 白芷 艾葉
小茴香 阿膠 防風 玄胡索 鯽魚
何首烏 赤石脂 陳倉米 蜜陀僧 鰻魚
使君子 大腹皮 五靈脂 白扁豆 木瓜
薤 蘿蔔子 香薷 劉寄奴 故紙

涼

黃連 玄參 枳殼 枳實 茅根

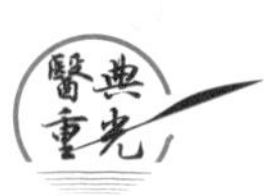

竹茹　澤瀉　地榆　麥麩　芍藥
生地黃　荊芥穗　旋復花　木通　桔梗
輕粉　石蓮子　車前子　柴胡　升麻
礬　梨　茶

平

人參　石斛　獨活　麻子仁　榧實
百花膏　桃仁　龍骨　伏龍肝　文蛤
白茯苓　赤茯苓　猪苓　石榴皮　神麯
麥芽　山藥　甘草　冰片　三稜

櫰櫚子　沙糖　薏苡仁　营實　榆皮

蕪荑　郁李仁　牛角顋　蝟皮　蚯蚓

胡麻　露蜂房　粳米　菉小豆　牛乳

雲母石　連翹　山查　陳白梅　烏梅

東垣報使引本經藥

腎臟左尺浮以取骨故經云尺外以候腎

夫腎者足少陰之經也癸水之臟作强之官伎巧出焉於時為冬内藏精而藏氣外榮骨而榮鬢其液為

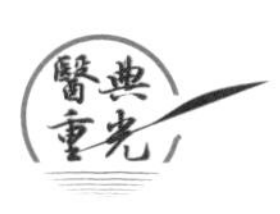

啞其候在腰竅開於耳脉在左尺是經也對右命門而為二左名腎男子以藏精右命門女子以繫胞乃元氣之根元精元神之舍本少血而多氣人惟恐則氣奪而腎傷惟慾則精亡而血耗實則脉實小腹脹痛腰背強急便黄舌燥虚則脉虚氣寒陰痿便尿餘瀝脛弱音微水去衝之則腰疼耳聾遺精精滑不禁風傷濕襲則血凝氣滯腰痛痛引肩背虚寒宜補風濕宜瀉補固澁溫澁熱瀉亦用溫用辛將因有虚而

無實藥則多補而少瀉

本經補瀉寒熱溫凉平藥品

寒 知母 黄栢 牡蠣 芒硝 竹瀝

黄芩 磁石

熱 鹿茸 沉香 乾姜 附子 厚桂

葫蘆巴 川芎 川烏 麻黄 白薑

原蚕蛾 蓽澄茄 生薑 莪木 硫黄

補骨脂 烏頭 天雄 檀香

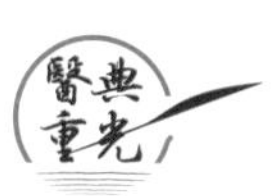

温

枸杞子　兎絲子　破故紙　五味子　川歸

韭菜子　八角茴　小茴香　巴戟天　細辛

陽起石　肉蓯蓉　石龍芮　山茱萸　阿膠

益智仁　赤石脂　炙粉草　石菖蒲　白术

家蓮肉　鍾乳粉　防風　薑黃　黄芪

白芷　烏藥　大棗　厚朴　食塩

陳皮　猪腎　藁本　狗腎

凉

玄参　澤瀉　地骨皮　楮實　桔梗

生地黄　熟地黄　麦門冬　車前子　枳殼
莬荆子　石蓮子　淫羊藿　赤芍

平

人参　芡實　虎骨　小草　牛膝
桑螵蛸　敗亀版　覆盆子　石南葉　龍骨
栢子仁　五加皮　桑寄生　海桐皮　防巳
紫石英　牡丹皮　天靈盖　人乳　牛乳
石斛　山藥　猪苓　白茯　琥珀
伏神　遠志　甘草　青皮　三稜

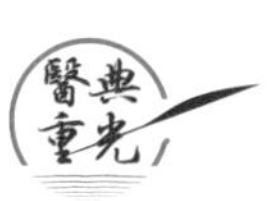

合歡　狗脊　蚯蚓　胡猻　粟米

獨活　羌活　杜仲

東垣報使引本經藥

膀胱腑　左尺沉以取膀胱　尺裏以候腹中　故經云

夫膀胱者足太陽之經也州都之官氣化出焉名玉海而藏津液司冬令而位居下候在耳中脉居左尺是經也多血少氣以其内藏津液而溲便注瀉因其居下内空而寒邪易襲病則胞轉不得小便若煩滿

而難俛仰腸内澁而莖中痛病淋濁而多溺血症實則脉亦實實則宜瀉或頭疼而身熱或脊強而腰痛或腸痛而引背或脚筋拘急而面黑或耳内蟬鳴而重聽症虛則脉亦虛虛則宜補或有風熱相乘囊腫如斗或有虫蟻吹着陰脬似水吹者洗以蟬蛻水而立消（用蟬蛻半兩水一碗煎湯洗腫處其痛立止腫亦消再温再洗洗後仍與五苓散加灯心煎服又方用葱園内蚯蚓糞甘草汁調塗亦効）熱者投以三白湯而即散（三白散白牽牛二兩桑白皮白术木通去節陳皮去白各半兩為細末每服二錢薑湯調空心服）信宜臨症

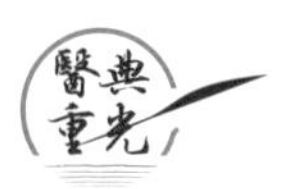

而議藥不可執方以治病故冷熱熨自可利乎便難
千金方冷熱熨法若大小便秘塞不通或淋瀝溺血陰中疼痛此是熱氣所致用此法自愈其法前以冷物熨小腹次以熱物熨之復以冷物熨之如是者屢易屢熨便自通將理自愈　區仲導亦能和手腰痛
腰腎痛導引法正東坐收手抱心一人於前據躡其兩膝一人後捧其頭徐牽令偃卧頭倒三起三卧久久行之便瘥
法不假於外求機實由乎心悟

本經補瀉寒熱溫涼平藥品

寒　黄芩　苦參　滑石　黄柏　防葵

地膚子　石蒸　山梔子　知母　磁石

葶藶　葵子　寒水石　白牽牛　紫草
海金沙　天花粉　苦練　玄明粉　董便
鳳尾草　楝實　大戟　甘遂　白薇
水萍　海藻　昆布　牡蠣　螻枯
蜣螂　鼠婦　衣魚　王不留行

熱

蓽澄茄　沉香　吳茱萸　葫蘆巴　附子
蜀椒　秦椒　原蚕蛾　麻黄

温

益智仁　橘核　陳皮　烏藥　防丰

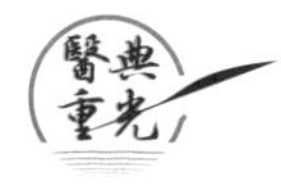

石菖蒲　小茴香　八角茴　斷續　黃芪
五味子　荔枝核　桂心　桂枝　杏仁
巴戟天　赤石脂　金櫻子　破故紙　白朮
續隨子　韭菜子　白芥子　川歸　麝香
葱白　檳郎　劉寄奴　食鹽　紫蘇

涼

澤瀉　瞿麥　生地黃　甘草梢　楝實
車前子　淡竹葉　萱草根　木通　通草
蟬蛻　柴胡　升麻　石蓮子　茅根

薄荷　麥門冬　芎藭　扁蓄　酸漿

代赭石　枳殼　荊芥穗　石燕　粟米

地骨皮

平

人參　香附　防已　龍骨　白茯

赤茯　豬苓　杜仲　小草　燈心

白石英　桑白皮　蚯蚓糞　石斛　琥珀

榆皮　商陸　牛膝　秦艽　草薢

桑螵蛸　海蛤　蛤蚧　蝙蝠　胡麻

七十四

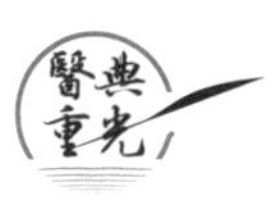

麻子仁　菉豆　赤小豆　芫花　桑柴
百合　石膏　白冬瓜
東垣報使引本經藥
命門臓右尺浮以候命
夫命門者手厥陰心包絡之經也是經也人之初生受胎之始於任之兆惟命門先具有命門然後生心心生血有心然後生肺肺生皮毛有脾然後生腎腎生骨髓有腎則與命門相對為二是以腎有兩岐也

左名腎男子以藏精右為命門女子以繫胞元氣之根元精元神之舍焉受病同歸於膀胱診候兩分乎水火外症小便清利脉沉細而遲是虛寒屬水如小便赤澁脉沉数或洪緊是氣熱屬火然腎水常不足而命火多有餘有餘即實實即手心熱而脉盛不足即虛虛即多嘔惡而脉微經雖多血而少氣火則多盛而必衰

本經補瀉寒熱温凉平藥品

寒　黄栢　山梔子　磁石　知母

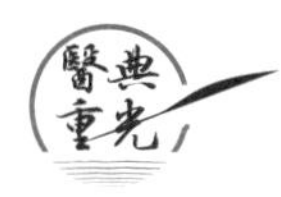

熱　肉桂　沉香　附子　川芎　硫黃
膃肭臍　補骨脂　原蚕蛾　烏頭　天雄
葫蘆巴　鹿茸　蓽澄茄　川椒

温　黃耆　兎絲子　陽起石　肉蓯蓉　川歸
山茱萸　五味子　巴戟天　破故紙

凉　澤瀉　黃連　柴胡　芍藥　枳殼

平　人參　牡丹皮　山藥　紫石英　石斛
天靈蓋　人乳　牛乳　白茯

東垣報使引本經藥

三焦腑

夫三焦乃手少陽之經少血多氣丙火之腑決瀆之官水道出焉具無形而有用行氣血而不停竅寄於耳脉在右尺是經也虛實驗其寒熱補瀉分其臟腑實則上結於心虛則引氣於肺上實熱而瀉心陽上虛寒而補肺氣或瀉脾土以去中焦之熱或補胃氣以濟中焦之寒或下熱而瀉肝或下寒而補腎舉數

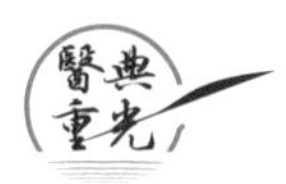

者以為例務用心而推廣

本經補瀉寒熱溫凉平藥品

寒　石膏　地骨皮　山梔子　大黄　朴硝

黄芩　黄栢　黑牽牛　童便

熱　附子　乾姜　良薑　生薑　川芎

厚桂　吴茱萸　蓽澄茄　胡椒　沉香

砂仁　白豆蔻　丁香

溫　黄芪　益智仁　白术　蒼术　厚朴

川歸　木香　阿膠　檳郎　防風

桂心　葱白　大棗　陳皮

涼

澤瀉　淡竹葉　薄荷　黃連　地榆

枳殼　荊芥穗　菊花　木通　桔梗

麥門冬　生地黃　柴胡　芍藥

平

人參　甘草　連翹　百花膏　豬苓

白茯苓　赤茯苓　天門冬　氷片　青皮

山藥

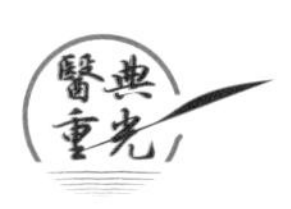

東垣報使引本經藥

辨三焦有形　出龍川志 附録

古人論五臓六腑其說有謬而相承不察今欲以告人人誰信者古謂左腎其腑膀胱右腎命門其腑三焦丈夫以藏精女子以繫胞以理言之三焦當如膀胱有形質可見而王叔和三焦有藏無形不亦大謬乎蓋三焦有形如膀胱故可以有所藏有所繫若其無形尚何以藏繫哉且其所以謂之三焦者何也三

焦分布人體中有上中下之異方人心湛寂欲念不起則精氣散在三焦榮衛百骸及其欲念一起心火熾然翕撮三焦精氣流入命門之腑輸瀉而去故號此腑為三焦耳世承叔和之謬而不悟可為長太息也予甚異其說後為齊州從事有一舉子徐遁者石守道之壻也少嘗學醫於衛州聞高敏之遺說療病有精思予為道曩之言遁喜曰齊常大飢群匄相臠割而食有一人皮肉盡而骨脉全者遁以學醫故往

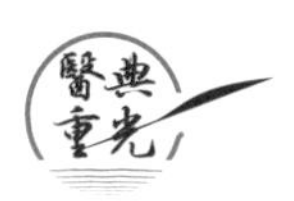

視其五藏見右腎之下有脂膜如手大者正爲膀胱相對有二白脉自其中出夾脊而上貫腦意此即導引家所謂夾脊雙關者而不悟脂膜如手大者之爲三焦也單君之言與所見懸合可以證古人之謬

醫經會解

統論六淫之疾

夫六淫之氣天之常行者也蓋人無撙節傷其氣候暴中邪毒有跡治療轉著肢體或寒溫不避暑濕時傷憂思喜怒疾惡便起治療有差攻傳五臟遂至轉深醫者罔求目前之捷効不審丸散之誤投刻意世財動邀富貴企踵權豪希圖誅進病者又即吝惜資財不知其身可貴委憑庸妄一死無生可不哀哉凡

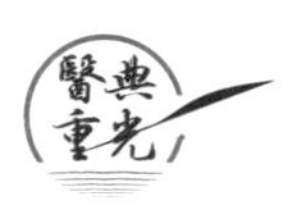

六淫疾若切在細明治療必中陽淫熱疾則拒熱不前看虛實以凉之陰淫寒疾則性寒而身拒須溫藥以治之風淫末疾必身強直末四肢也此乃動性不調須和冷熱以平之在陽則熱在陰則寒故寒則筋摩骨痛熱則瘦緩不收雨淫腹疾濡泄濕氣要憑滲燥之方更看冷熱之候晦邪所淫精神熒惑當平正氣而可痊明淫心疾狂邪重盛讝妄多言憂愁轉甚此二氣同一皆引心胸之虛邪治療正氣須用至寶之藥乃先賢

之格言實後學之龜鑑謨述于前條列于後仰祈正之

中風

夫風者天地之號令物性之動氣善行而數变百也故爲百病之長蓋由人不善自愛放逸其心逆於生樂以精神殉智巧以憂畏殉得失以勞苦殉禮節以身世殉財利心病或極力勞形燥暴氣逆當風縱酒食嗜辛鹹肝病或飲食生冷温凉失度久坐久卧大飽大

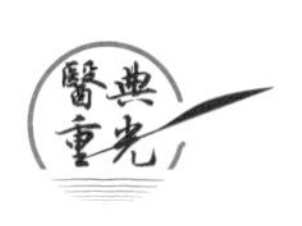

飢（大病肝）或呼叫過常辯爭語答冒犯寒暄恣食鹹苦（病肺）或久坐濕地強力入水恣慾勞形三田漏溢（病腎）五臟已病四時失調則邪氣乘虛而入腠理虛邪實邪以干正氣搏陽經則痿厥而肢体不收襲陰經則筋攣絡急中風之疾所由起也但初得小中之候風趣百竅獨發一肢漸作癱瘓之症此由中氣微虛於內風邪輕襲于外不過一手一足之病昔人謂小中不須深治是也若或積之微漸累傷重併滿而大作譬則

水之根枯，水之源竭。根枯土薄，則枝葉自凋；源竭淵微，則波流自涸。陽散陰亡，則精神飛越。肝枯而魂離，心喪而神脫，脾敗而智消，肺焦而魄稿，腎憊而精志盡。故所現之症，或暴仆而皮毛焦肺絕，或蒙昧而目陷肝絕，或魚口而面黧心絕，或手撒而唇反齒露脾絕，或遺尿而齒黑髮稿腎絕，是皆魂離魄散，真臟內絕之外候者也。故風為己之風，如寒為己之寒，虛即為寒，加以外觸，真為中寒。此中風

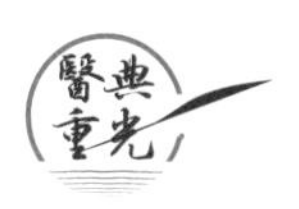

之症重而又重經所謂病久則能傳化上下不并良
醫弗為正謂是也間有素食辛辣煎膊之物辛熱痰
涎壅盛口喎眼斜目上視語蹇澀氣粗急而身體動
活四肢温和面色光潤此中風之症輕而又輕尤不
須深治至於中氣之候其症與中風相似但中風口
有痰涎中氣口無痰涎此由元氣微薄神不歛舍外
觸七情氣塵暴逆少頃而甦不藥可愈中風脉無不
大者非熱之是風脉也中氣脉無不沉者非實也虛

氣脉也此可以辨矣但中風有冷熱陽病則熱熱則用凉陰病則冷冷則用温中風有輕重輕為風中血脉外有六經之形症宜發散重為中腑内有便溺之阻隔宜微利其重而又重者五臟已絶本無治理不得已宜峻補使陽生陰長此萬死一生者也其輕而又輕者外無六經之形證内無便溺之阻隔但肢節麻木語言蹇澁手足怠緩法宜養血益氣而已其熱甚壅盛熱生痰痰生風涎湧昏悶法宜吐痰驅風之

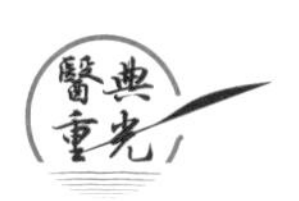

品以平之。若小中之候。甚不可吐。蓋人骨節中皆有涎。所以轉動滑利。中風則涎上潮。咽喉中滾響。以藥壓下。涎歸骨節。不可吐出。吐則快意。非久枯人手足。此症多出於虛。虛而用吐。是為重虛。重虛者死。又或藥不固中氣。而槩用開發驅風化痰下氣之品。亦為重虛。藥味下咽。旋踵自遺。自遺者死。此皆醫家所宜深致意者也。至于小兒驚風。與大人同。亦不可吐。吐則胃氣虛。脾氣傷。多變慢驚。當其發搐時。若捉住手

足則涎不歸手足冗鬆抱之可也中風又不可槩用大戟芫花甘遂等味以瀉大腸損其陰血亦致莫救即欲下痰與夫便溺阻膈特宜以順氣滑腸之品而微利之若毒熱痰火氣實脉實清之利之可也初中之候又不可遽用牛黃龍麝等藥蓋麝香入脾牛黃入肝龍腦入腎恐引風入骨髓萬一痰壅關閉水漿難入籍用開関可也至于中氣雖云症輕然亦由中氣虛弱外觸內應法亦當以順氣之劑調理之無妄

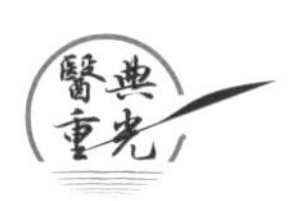

之藥固不可試而履霜之戒又宜深省焉須預防之

辯諸風證

癇風急倒作聲發搐急慢偏風口眼喎斜癱風半身不遂軟風四肢不舉痪風手足拳攣風痙身體強直腰肢反折節風肢節續斷指甲脫落破傷風風淫傷處寒入紅腫膝風腿寒骨痛鶴膝風兩膝腫痛脚脛枯腊骨風膝腫如槌酒風行步不前暗風頭旋眼黑不辨東西風眩痰熱相感而動風風心相亂為悶瞀

風痺肌肉頑厚或作疼痛痛風狀若錐鑽走歷肢節刺風狀如鍼刺腰痛如錐肝風鼻悶眼瞤兩臉赤爛心風健忘多驚脾風心多嘔逆胃風不伏水土肺風鼻塞項疼賊風發聲不響腎風耳內蟬聲陰間濕癢寒濕脚氣膽風令人不睡腸風脫肛瀉血臟風夜多盜汗閉風大便燥澁血風陰囊濕癢虗風風寒濕癢烏風頭面腫塊盛風語言謇澁肌風遍身燥癢氣風肉如虫行體風身生腫毒頑風不忍痛癢毒風面上

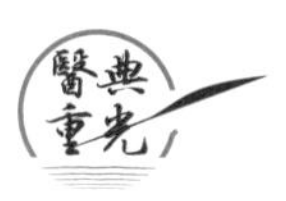

生瘡。頭風多饒白屑。腦風頭旋偏痛。髓風臂膊痠疼。皮風素白癜癬。歷風頸班剥瘡。風面生朱點。虎風發吼羊叫。大風成片爛瘡。癘風身生風堆。色赤燥痒虫食疼痛。髮甲脫落。肉潰身亡。癱風四肢疼痛。已上症治詳列于后。若夫緣風童人開大。青風吐極青盲。五風变為內障。頭風槿觸成究。綠風初患頭旋。紅白花生。烏風全無翳膜痒痛。昏蒙黑風。風熱相侵。頭旋目花。高風黃昏不見。瞳人似金。是皆眼科之候。實為諸風之邪。

治瘵詳載本科

辯風

經有急風候又有卒中風候又有風癔候夫急風與卒中理固無二指風而言則謂之急風指病而言則謂之卒中其風癔蓋出於急風之候也何者經云奄然忽不知人咽中塞窒然而舌強不能言如此則是中急風而其候也發汗身軟者生汗不出身脣乾者死若痰涎壅盛者當吐之視其鼻人中左右上白者

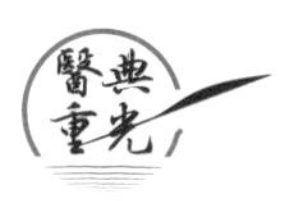

可治。一黑二赤吐沫者死。

風痱音肥又云朝

風痱者。身無痛也。病在臟。四肢不收。志不亂。一旦臂不隨者。風痱也。能言微有知則可治。不能言者。不可治。足如履霜。肘如入湯。股脛淫濼。眩悶頭痛。時嘔短氣。汗出久則悲喜不常。二年死。凡欲治此病先宜微表後大補切不得妄吐妄下以失機宜非但遂爲癎疾且至殺人

風痙

經有風痙候又有風角弓反張候痙者身体強直口禁如發癇肢角弓反張着腰背反折不能俯仰二者皆曰風邪傷於陽者之經而然也治法一同

腲腿

經稱腲腿風者為四肢不收身体疼痛肌肉虛滿是也以風邪侵於肌肉之間流於血脉之內既云肌肉虛滿即風邪入腎之經絡而然也水氣論曰諸腫俱

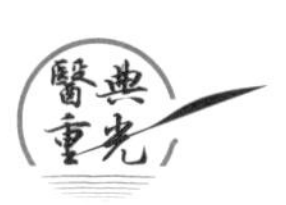

屬於腎是也治法當兼理腎爲得一云不治變爲水氣

偏枯

經有偏風候又有半身不遂候又有風偏枯候此三者大要同而古人別爲之篇者蓋指風則謂之偏風指疾則謂之半身不遂其肌肉偏小者呼爲偏枯皆由脾胃虛弱所致也夫脾胃爲水穀之海水穀之精化爲血氣潤養身體今脾胃虛弱則水穀之精養有

所不用血氣偏枯瘂為邪所中故半身不遂或至肌肉枯小爾治法宜兼治脾胃為得

風眩

夫風眩之病起于心氣不足胸中虛熱實故有動風面熱之所為也痰熱相感而動風風心相亂則悶瞀故謂之風眩悶瞀大人亦曰癲小兒則為癇一說頭風目眩者由血氣虛風邪入腦而牽引目系故也五臟六腑之精氣皆上注於目血氣與脈并上為目系

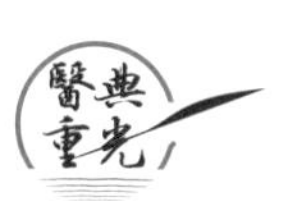

屬於腦後，出於項中。血脉若虚，則爲風邪所傷，入腦則轉，而目系急，故成眩也。診其脉洪大而長者，風眩也。凡人病發，宜急度灸穴，弁鍼之，無不瘥者。初得鍼了，便灸最良。

風痺

夫痺者，風寒濕三氣共合而成痺也。其狀肌肉頑厚，或作疼痛。此由人躰虚，腠理開，則受於風邪也。風邪先中經絡，後入於五臟。其以春遇痺者爲筋痺，筋痺不已又遇邪者則移入於肝也肝痺之狀夜卧則驚飲食多小便數夏遇痺者為脉痺血脉不流令人萎黄脉痺不已又遇邪者則移入于心也心痺之狀心下鼓氣卒然逆喘不通咽乾喜噫仲夏遇痺為肌痺肌痺不已後遇邪者則入于脾脾痺之狀四肢怠惰發咳嘔吐秋遇痺者為皮痺則皮膚都無所覺皮痺不已又遇邪者則入於肺肺痺之狀氣膈喘痛冬遇痺者為骨痺骨重不可舉不遂而痛骨痺不已又遇

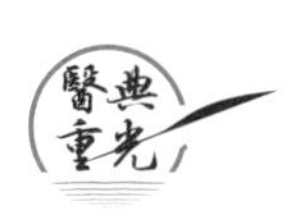

邪者。則入于骨。骨痺之狀。膏脹。診其脉大澁者為痺。脉來急者為痺。脉澁而緊者為痺

隨症調治

五臟中風重而又重者其候暴仆蒙昧目陷面黧黑口張或牙關緊閉唇反齒露不識人車痰涎上潮咽喉滚響等證是真臟內絕不治之症也苦不得已強治宜用

○附子廻生湯　南星生　附子生各五錢　肉桂　乾姜　丁香　細辛各二錢

人參去芦　白术去芦各三錢　生薑七片　此症
大棗一枚　水煎秤過沉香磨二錢刺服
治之鮮瘳倘止有前一二死症而五臟未盡絕者
庶可求生於萬一少延歲月耳

五臟中風輕者其候手足抽掣痰涎壅盛不醒人事
或半身不遂肌肉頑麻等症是榮衛虛弱賊風襲
虛傷之輕者也宜用

○麻黃保命湯

麻黃去節　人參去芦　芍藥
炙甘草　川芎　防己　肉桂
杏仁　生附子　生南星

用生薑五片水二盞煎至一盞服此症雖輕然當

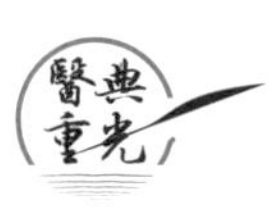

詳六經之形證加減方為盡善開則灑然寒開則熱而闕知暴中風邪宜先以此湯隨後所見六經形證加減治之

太陽中風其候無汗惡寒宜於本方內倍用桂杏麻去附仍針太陽經至陰出血崑崙舉蹻

太陽中風其候有汗惡風宜於本方內去麻黄附子倍桂芍少杏等仍鍼風府

陽明中風其候身熱無汗不惡寒宜於本方內去附桂倍

麻黃加荊芎

陽明中風其候身熱有汗不惡風宜于本方内去附子麻黄桂加防風黄芩仍針陷谷去陽明之賊刺厲兑瀉陽明之實

太陰中風其候無汗身凉惡風怠惰肢不收色黄皮膚不仁如醉宜於本方内去芎杏倍附片加乾姜仍針隱白去太陰之賊

少陰中風其候多汗惡風無熱善怒顛倒口乾面赤

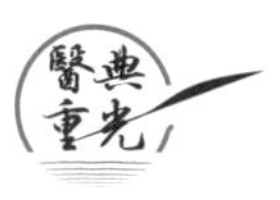

宜於本方内去麻杏倍桂芍附甘仍針大谿

少陽厥陰中風其候無上四症或肢節攣痛或麻木不仁宜於本方内之附子加羌活仍針厥陰之井大敦以通其血灸少陽之經絕骨以引其熱

肝臓中風人迎與左關上脉浮而弦面目多青惡風自汗左脇偏痛宜灸肝腧百壯

心臓中風人迎與左寸口脉洪而浮面舌俱赤翕翕發熱瘖不能言宜灸心俞百壯

脾臟中風人迎與右關上脉浮微而遲四肢怠惰皮肉瞤動身體通黄宜灸脾俞百壯

肺臟中風人迎與右寸口脉浮濇而短面浮色白口燥多喘宜灸肺俞百壯

腎臟中風人迎與左尺脉浮而滑面耳黑色腰脊痛引小腹隱曲不利宜灸腎俞百壯

胃臟中風兩關脉並浮而大額上多汗膈塞不通食寒則泄宜灸胃俞百壯

已上又隨六經脉症灸之至於風池百會合谷

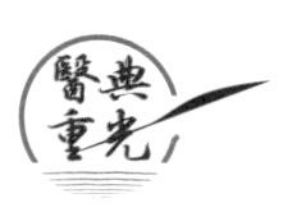

曲池風市绝骨環跳肩髃三里等穴當無分腑臟皆灸尤妙

經云熱則生風冷則生氣凡人素食煎炙煿物峻釀辛酸日積月累一旦驟發口喎眼斜上視痰涎壅盛不能語言等證是熱毒内熾而於真元未之耗損也此症輕而又輕宜用

○二黄瀉毒湯

石羔 荊芥 黄連 薄荷 黄芩 連翹 水煎竹瀝刺宜隨症加減痰盛則當吐出蒐有發散之義外此俱不可用吐

經云暴喜傷陽暴怒傷陰憂思不樂遂多厥逆凡人中氣先虧七情偶觸相火乘之而上燔涎潮昏悶語言蹇澁不識人事甚則牙關緊閉但其手足如常無有偏廢口無痰涎為異耳是鬱鬱不得志者有此疾惟調降其氣自然平復不須深治之者也宜用

○三白匀氣飲　白朮　白茯　香白芷　香附　人參　陳皮　烏藥　水煎磨木香剉服

此症雖輕而尤輕但不識者誤藥用風藥治

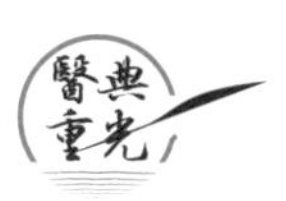

之殺人如反掌不可不爲之詳辨凡中風之脉必浮盛而弦緊或浮而洪若其脉沉而伏微而數浮而緊緩而遲皆中氣之脉也然氣中者氣鬱而血脉不通暢故脉多沉伏多浮緩其遲浮或沉伏者皆可治若大數而促者死也然遇此症家人切勿驚惶宜安靜抱扶待其氣復若侍者燥急忙亂展轉撳動則病者神愈離而氣愈奪多致莫救若牙關緊閉仍用安息丸灌而開之

○安息丸　此丸善開關竅廻陽固本驅風化痰健
脾開胃逐寒辟瘴較之古蘇合香丸尤勝　方重
白姜　真沉香　真檀香　真安息香
白朮　真人參　真没藥去油　真乳香去油
草肉桂　砂仁　醬瓜天麻　真細辛已上各一
兩淨　丁香去梗一兩半　附子製淨二兩
皂角蜜炙五錢　麝香肉三錢　上四六氷片三
錢　已上俱忌火各如法製取淨秤過分兩為細
末用蘇合香油為丸每丸
重一錢外用蠟如法包裹
中風諸證霍亂吐瀉膈
食翻胃冷積腹痛久痢下陷飲食不思虛寒咳嗽
小兒慢驚婦人產後諸虛百病皆用淡薑湯化下

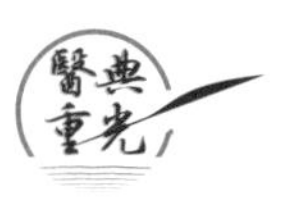

大人一丸
小兒半丸

牛黄活絡丹　治風濕諸痹腰膝肩背疼痛拘攣口喎眼斜半身不遂痰涎壅盛語言蹇澁小兒急驚大人顛癇百般風痰並皆治之　方重

白花蛇　烏梢蛇俱酒浸去骨取肉焙乾各一兩
麻黄去節二兩　真細辛　竹節白附子　寄生
羌活　真川獨活　真犀角　白殭蚕　好鏡面硃砂另研　猪牙皂角蜜炙各一兩　南星姜汁蒸二兩　全蝎炒一兩　真牛黄九錢　真麝香五錢　上四六冰片三錢　草烏姜汁炒一兩
已上如法精製取淨秤過分兩為末牛麝片另研用蘇合香油和丸每丸重一錢外用蠟如法包裹

俱用薄荷燈心煎湯調下

倒痰散　善開關竅　方重

人参節五錢　甘草節二分　猪牙皂一錢去皮弦　真麝香二分　鬧楊花三錢　共性毒不宜服

右件数秤過為末但麝香另研和匀　牙関緊閉只用二字或四字吹入耳内或鼻内即開関

斡痰散　亦善開竅　方輕

真藜芦一錢　川鬱金　滑石　川芎各一錢　右共為細末　口閉不開即將韭菜葉捲作條男左女右擤入鼻孔中即吐若口開

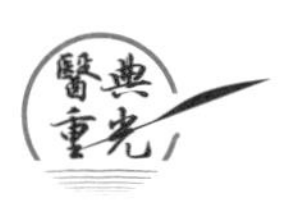

者用白湯調服開關用鋒針刺手少商二穴啞門一穴俱出血

已上丸散丹四方俱備開關吐痰之用

順氣飲　踈風順氣小中者宜　方輕

天台烏　陳皮　枳殼　殭蚕　川芎　白芷　甘草　麻黃　桔梗　細辛　生姜水煎磨木香刺服　有痰加南星

化滯飲　治中風便溺阻隔　此方輕而重

川大黃　小枳實　川羗活各等分　右㕮咀每服三兩水三升煎至升半　終日服之以微和則已然必外無六經之形證方可用此服後

而内邪已除外邪已盡當用甦風湯以從中治

滋液丹　治老人中風便溺阻隔　此方重而輕

麻子仁另研　川大黄酒蒸各一两半　燕仁泥

當歸尾　枳實去穰麵麩炒　白芍各五錢　真

人參　生甘草各三錢　檳榔二錢　右除麻仁

飛仁外俱為細末却入二仁泥蜜丸如梧桐子大

每服七八十丸温水空心送下以微和為度

甦風湯　治中風内外之邪已除但肝腎虛筋骨弱

語言遲鈍手足怠緩宜養氣而養血　万重

人參　黄芪　杜仲　當歸　川芎　右㕮咀每服

白术　熟地　獨活　芍藥　桂

九十五

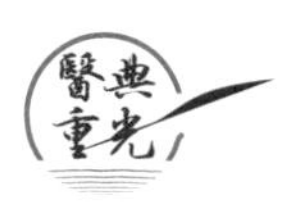

一兩水二盞煎至一盞去滓温服

保和湯　治證同前　方輕

當歸　芍藥　白朮

獨活　芎藭　桂

右㕮咀每服五錢水一鍾生姜三片同煎温服不拘時

羌活湯　治證同前　方重而輕

秦艽　石羔各三兩　甘草　川芎　當歸

羌活　獨活　防風去芦　黄芩　白芍　白芷

白朮　生地　熟地黄　白茯苓各二兩　細辛

五錢　右㕮咀每服一兩水二盞煎至一盞去滓

適口服　如天陰雨加生姜三大片　如心痞加

枳實一錢

墜痰至寶丹　治風中臟痰涎昏冒及治諸風熱狂言妄語心神不安　方重

腦子另研　牛黃另研　硃砂另研各一錢　上川大黃生一兩　右各研為細末和勻再研每服三錢溫生薑蜜水調下

已上飲湯丹七方俱係風小中及中腑中臟三證之用　若風中血脈六經形症治法詳前

癇風　急倒作聲發搐急慢　病有虛實藥有輕重

牛黃散　氣實者宜　方輕

牛黃一錢　硃砂　蝎稍炒各二錢　猪牙皂角　蚕炙一錢　右共為末每服一錢薄荷湯下　如

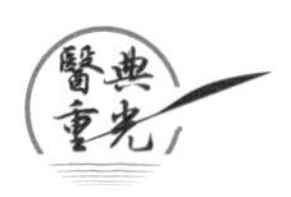

無牛黃可用石燕生為末
以牛膽汁調陰乾代之

琥珀散　氣實者宜　此方輕而重

姜蚕炒　白附子　犀角　沉香各五錢　硃砂
琥珀各四錢　牙硝酒煮一錢　麝香　肉五分
偖牙皂蜜炙二錢　白石燕一兩用甘草水煮乾
已上共為細末每服一二錢薄荷湯調下

寧神飲　氣虛者宜　方輕

細辛　烏藥　蒼术　南星炙用生薑汁淬七次
石菖蒲　白茯神　遠志用甘草浸去骨　人參
用生姜三片水煎
熱磨沉香剌服

蘇合丸　氣虛者宜　方重

南星製同前　擅瓜　天麻　細辛　石菖蒲　白
姜蚕炒各一兩　没藥去油　沉香　木香　肉
桂　硃砂各五錢　麻黃一斤熬膏　右為末以
麻黃去根煎水熬膏將成去滓淨入冬蜜　兩和
勻再熬以稠為度調前藥末為丸如彈
子大每服一丸小兒半丸姜湯化下

奪命丹　虛實皆宜　此方輕重相等

赤足全蜈蚣一條　蝎梢　乳香　白花蛇肉
硃砂　天南星製同前　白姜蚕各五錢　麝香
三錢　凡八味硃砂麝另研蛇酒浸去皮骨取淨
肉蚕生用蜈蚣炙蝎梢炒與五者共為末糊研三
者和勻酒為丸作餅子徑四分煎人參薄荷金銀
花湯磨化一粒過歲以下者半之虛者去金銀
實者去人參　小兒虛實加減同
小兒急慢二驚俱不用金銀花但用金銀磨調服

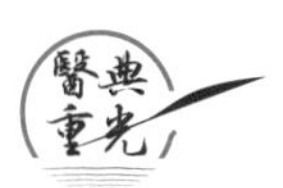

偏風　口眼喎斜　病實藥輕

疏風散　偏風屬熱屬痰宜辛以散之　此方輕治方輕而渦

麻黄一兩　白附子　白殭蠶炒　全蝎炒

細辛各五錢　猪牙皂角炙三錢　連喬去心

一兩　右為末每服一二錢

薄荷煎湯調下食后服

利風散　毒熱盛服前藥不效人氣堅實者用之

防風　川芎　歸尾　芍藥　連翹　薄荷各五

錢　石膏　桔梗　黄芩各一兩　荆芥穗　山

梔子各二錢半　大黄一兩半　滑石三兩　甘

草一兩　右㕮咀每服一兩加生姜三片水煎服

服後不更衣病又不去

併於本方內再加芒硝

癱風　半身不遂病有虛實左屬死血少血右屬痰屬氣虛有輕重左活血兼補血右補氣及化痰

軟風　四肢不舉病有虛實屬氣屬血屬痰藥有重輕補氣補血化痰

癱風軟風二症同一治法

風痱之症即軟風也

薑附湯　癱軟二症均是氣血兩虛但虛中又有大虛微虛之別當以脈辨之　大虛者宜方至

附子生　肉桂各八分　細辛　羌活　當歸酒炒　蒼术　白芷　乾姜　川芎酒炒　人參　防風去芦各一錢　南星二錢　木吹土　生薑五片水煎酒和服取微醉若不用酒用麝香調服

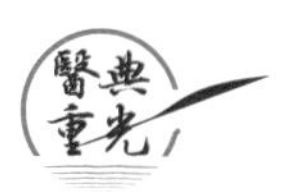

參附湯　微虛者宜　方輕

人參　白芷　細辛　當歸　南星　川芎　白附子　羌活　天麻　防風　獨活　白术　右各等分生姜三片水煎仍用酒刺服取微醉

紅花歸芎湯　病在左者宜　此方輕病輕者用重則宜用前二方

當歸身尾　川芎　熟地酒炒　紅花　肉桂　竹瀝刺　姜汁刺　生姜三片水煎服仍用酒刺

半夏參术湯　病在右者宜　此方輕病輕者用重則仍用前二方

人參去蘆　白术　蒼术　半夏　陳皮　白附子　姜汁刺　竹瀝刺　生姜五片水煎服

追風透骨丹　治癱瘓二風不分左右　方重

白花蛇去頭尾刻骨取淨肉爲末二兩 沉香七錢 木香六錢 虎脛骨 乳香去油 沒藥去油各一兩五錢 川烏二兩 麻黃十斤去根用水三桶熬至一桶去滓搗爛仍投入原汁內再熬成膏將前藥先搗爲細末候膏成和勻再搗極勻爲丸每丸重二錢用好酒化下一丸

豨薟丸 治癱軟二風不分左右 方輕

豨薟葉及枝頭九蒸九晒不必大燥但取蒸爲度杵爲末煉蜜爲丸如梧桐子大空心溫酒或米飲下二三十丸初服所患忽加不必憂慮服至四五十服必復如故及至六十服則當丁壯

瘓風 手足拳攣 病屬風邪藥宜解散

風痙 病證詳前 瘓痙二風皆風邪傷於陽經而然其治同法宜求

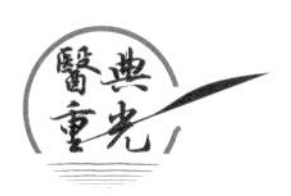

二麻飲　痰痙二症先服此表散風邪　此方輕

天麻　麻黄　南星　白姜蚕　烏藥　白芷
羌活　杏仁　生姜　水煎熟入麝少許服進取
沾沾微汗

防風順氣飲　後服此調氣疏風化痰　此方輕而又輕

半夏　烏藥　防風　枳殼　桔梗　白芍
蜈蚣　生姜　水煎服

節風　肢節續斷指甲脫落　病有內因外因藥有重有輕

接骨丹　內因者宜　方重

虎脛骨酒炙　自然銅煅酒淬各二兩　葉寄生
杜仲　當歸　何首烏　天台烏　大川芎　破

故紙 獨活 羌活 五加皮 紫金皮 乳香去油 沒藥去油 補骨脂 天靈蓋煅存性為末 銅 烏梢蛇去頭皮一條 右已上各一兩如常法精製浸酒用天靈蓋末每次三分調服

仙人丹 外因跌打損傷者宜 方輕而重

仙人骨灰此骨去燒人場中尋取燒過白枯骨 右二

大麻灰即黃苧麻做粗布的麻燒灰存性

味各半分為末用童便一盞酒一盞調下四錢即効未効再服

導滯散 外因內停瘀血者宜 方重

川大黃一兩 當歸二兩半 麝香少許 蜚仁泥二錢 右為末每服二三錢酒調下以利為度

破傷風 風從傷處客入 宜表 宜傳

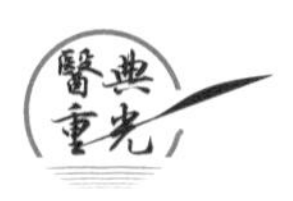

冲和飲　傷處腫大身發熱者宜　此方末

羌活　防風　蒼朮　川芎　白芷　生地　黄芩　細辛　甘草　生姜　葱白水煎熱服取汗

二仙散　傷處發熱紅腫者宜　此方傅

杏仁去皮尖搗爛入白麺少許用新汲井水調傅傷上腫消熱退而愈

膝風　腿寒骨痛　病陰藥陽

烏白散　治本病　方重

川烏　乳香　没藥　肉桂　白芷　人參

川當歸各五錢　防己　牛膝　蒼朮各一兩

右共爲末每服一錢

生姜葱白調酒下

鶴膝風　兩膝腫痛脚脛枯腊　病有陰陽 藥有寒熱

附子湯　氣虛者宜　此方重痢後虛[illegible] 此症陽者多而陰者少

熟地黄酒洗　白术　川當歸　黄芪蜜炙　白
芍藥　杜仲炒各二兩　附子泡半兩　羌活
人參　川芎　防風　牛膝　甘草炙各一兩
右㕮咀每服四錢生姜六枣水煎食前服

苦參湯　氣實者宜　此方輕痢後實同痢因 熱毒未盡而成此病多屬陽

苦參　羌活　獨活　知母　黄栢　黄芩　山
茵蔯　蒼术　當歸　防風　赤芍　生地黄
牛膝　威靈仙　澤瀉　右㕮咀水煎食前用潤
剉服　或加檳郎金銀花隨症加减

骨風　膝腫如槌　病熱 藥清

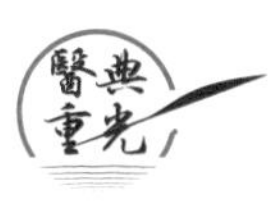

木鱉飲　治本病　方輕

牛膝　防已　白鮮皮　獨活　木鱉子炒香熟搥去油焙乾　薏苡仁　天麻　黃芩　赤芍

右各等分水煎食後服

紫金飲　治本病　方輕

紫金皮兩　羌活　黃栢各三錢　木瓜五錢

受溼者加蒼朮二錢　酒煎空心服

酒風　行步不前　病毒藥解

黑豆飲　治本病　方輕

黑豆一升煮取汁頻頻呷之久服自愈　或加貫衆

即中酒經日不醒者服一小盞下咽即醒

暗風　頭旋眼黑不辨東西　病有虛實　藥有輕重

荆子飲　氣實者宜　方輕

羌活　獨活　白芷　旋覆花　熟地黄　防風　天麻　蔓荆子　南星　生姜　水煎

參芪湯　氣虛者宜　方重

人參　黄芪　大川芎　當歸　白术　細辛　附子　南星　白茯神　生姜　大棗　水煎

大補丸　氣虛者宜　方重而重

熟附子　肉桂　細辛　白术　白芷　乾姜　丁香　木香　檀香　沉香　硃砂另研爲衣　各一两　人參　當歸　川芎各一两半　共爲末　以猪心血調山藥粉爲丸每服一二錢硃砂爲衣

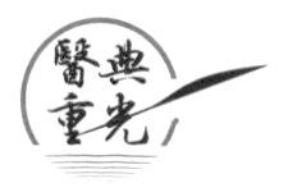

空心溫調服

溫補湯　氣虛者宜常服　方重和証

人參　白朮　黃芪蜜炙極乾　當歸　川芎　細辛各一錢　附子三分　肉桂七分　乾姜八分　生姜七片　大棗二枚

水煎空心服

風眩　痰熱相感而動風風心相亂爲悶瞀

病有虛實藥有重輕

膽膏丸　氣實者宜　方証

黃連　菊花　半夏辛膽製各一兩　硃砂　香白芷　全蝎炒　僵蠶各三錢　甘草三錢　白

為細末煉蜜為丸如彈子大
每服一丸薄荷煎湯調下

歸神湯 氣虛者宜 方重

當歸 茯神 川芎 白芷 半夏 白术 真遼參 細辛 右各等分生姜大棗水煎食前服

風痺 肌肉頑厚或作疼痛 病因風寒汗濕 藥宜辛散取汗

麻黃桂枝湯 治本病 此方輕 病名有五 不外三因 故同治法

羌活 防己 蒼术 桂枝 杏仁 麻黃去節 獨活 芍藥 右㕮咀各等分生姜葱白水煎熱服進取汗 洁洁微汗 有痰加半夏南星陳皮 氣虛加附子 氣實加片子姜黃 隨症加減

痛風 狀若錐鑽走歷遍身 病因風寒溫熱 藥宜辛散溫涼

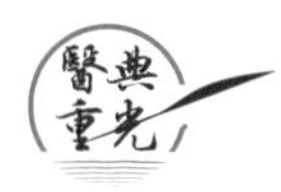

升麻解表湯　治本病因風而發者宜　方輕

升麻　羌活　蒼术各一錢　防風　柴胡　甘草各七分　當歸　藁本各五分　陳皮三分　春加麻黄去節　右吹咀水煎稍熱服後以葱湯投之得汗為愈　有痰加半夏南星姜

乾姜溫經湯　治本病因寒而發者宜　方重

白芷　乾姜　肉桂　陳皮　川芎　芍藥　當歸　枳殼　細辛　半夏　麻黄　生姜　右吹咀水煎熱服仍取微汗　或加羌活防巳

蒼术滲濕湯　治本病因濕而發者宜　此方輕而表

蒼术　羌活　防風　陳皮　厚朴　漢防巳　麻黄　細辛　甘草　右吹咀生姜水煎熱服

三焦丸　治上中下風寒濕熱疼痛　此方重而輕

南星姜汁製　蒼术製　黃柏酒炒各二兩　川
芎一兩　白芷　桃仁　威靈仙酒洗　羌活
防已　草龍膽各五錢　神麴炒一兩　桂枝三
兩　紅花酒洗一錢半　右為末麵糊丸如梧桐
子大每服一百丸
空心白湯下

醉仙丹　治本病常服斷根　此方平溫人皆可服

茅飢荒　鶯爪草　近加皮　右各等分用好酒
擣服一服止痛未效再服即刻將三味浸酒終歲
飲之必斷根只用
茅飢茶一味浸酒效

醉倒散　治本病劫劑　此方重而濁

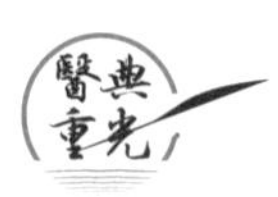

蒼术　天麻　全蝎各三兩　川烏製　草烏製
乳香製　沒藥製各一兩　麝香少許　右為末
每服七分多則一錢用胡桃肉去粗皮搗爛溫酒
同調服服後汗出身體微麻痛即止小兒尤減半

黃芩羌活飲　治臂痛　方輕

蒼术一錢半　半夏　南星　白术　黃芩酒炒
香附各一錢　陳皮　白茯各五分　威靈仙三
錢　甘草一分　羌活一錢　右㕮咀生薑二片
水煎食後服　凡遇痛風發作不論何處但用開
楊花一味煎水洗
即止不可食

刺風　狀如鍼刺腰痛如錐　病熱藥清

白鮮飲　治狀如鍼刺　方輕

白鮮皮 金銀花 生地黄 當歸尾 黄柏
黄芩 羌活 連翹 荆芥穗各一錢
烏梢蛇全身焙乾 有用一兩同前藥煎酒
服之効

茴香散 治腰痛如錐 此方輕加則重

小茴香 柑子核各五錢 麝香肉二分 右為
末酒調空心服 或加破故帋杜仲胡桃肉

二仙散 治腰痛 右虚送傷腰痛亦効

胡桃肉去粗皮二枚 古銅錢一個 右二味同
搗爛如泥酒調空心服 或用鹿角稍酒磨服効

肝風 鼻閉眼爛兩瞼赤爛 病熱藥寒

二黄飲 治本病 方經

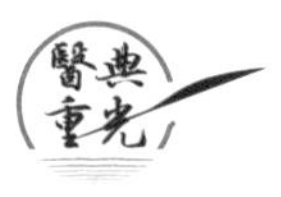

黄栢　梔子仁　黄芩　生地黄　防風　薄荷
荊芥　地膚子　草龍膽　右各等分水煎服

心風　健忘多驚　病虛藥補

菖蒲飲子　治本病　方重

石菖蒲　麥門冬去心　熟地黄　黄連　硃砂
白茯苓　酸棗仁炒為末　右㕮咀用生姜龍眼
肉同煎熟調砂棗二味服一錢或俱為細
末用豬心血調為丸以白湯下亦可

脾風　心多嘔逆　病寒藥溫

胃風　不伏水土　腑臟病同治法一同

香砂豆蔻飲　治二病　方輕

蒼朮　陳皮　砂仁　藿香　厚朴　草豆蔻

右吹咀生姜水煎服　宜隨症加減

肺風　鼻塞項疼　病邪藥散

賊風　發聲不響　二症俱屬於肺治法同

清肺飲　治二風　此方輕

川芎　麻黃去節　白芷　羌活　荊芥穗

杏仁　防風去芦　右吹咀水煎

桂蒲湯　風寒邪氣留滯失音　方輕

辣桂五錢　石菖蒲二錢　腎虛聲不出宜大補

右吹咀水煎細呷

腎風　耳內蟾聲陰間濕癢寒濕脚氣　病有虛實

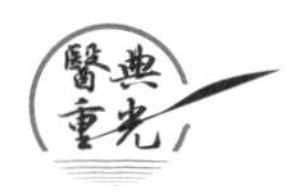

藥有重輕

益腎湯　耳內蟬聲氣虛者宜　方重

枸杞子　石菖蒲　白茯苓　人参　白术　補骨脂炒　巴戟天　綿黃芪　細辛　右㕮咀水煎食前服或為末煉蜜為丸亦可

平腎丸　耳內蟬聲火盛者宜　此方輕而重

川黄栢去粗皮净一斤分作四分　一分蜜炙　一分童便浸炒　一分青塩水浸炒　一分四物煎湯浸晒乾　右共研為細末麵打糊為丸空心每服三錢漸加至四錢　非獨降火且善能堅腎

暖腎丸　陰閒濕癢屬虚　方重

硫黄一味用砂礶盛住上以明礬覆之仍用砂礶蓋定以鐵線札塩泥封固用水火鼎煉半炷香久取黄為細末飯為丸每日空心服三十丸

花椒湯　陰間溼癢　此方外擦

紅花　椒去目并梗水浸半日和生杏仁研爛擦兩掌挪外腎　或加枯礬末同研擦亦妙

羌术防已湯　寒溼脚氣　方乾

羌活　蒼术　防已　麻黄　烏藥　川牛膝

獨活　薏苡仁　五加皮　桂枝　右㕮咀水煎

苓栢苦參湯　溼熱脚氣　此方輕而又輕

黄栢　黄芩　大黄酒蒸　苦參酒炒　獨活

防已　茵陳　蒼术　薏苡仁　木鼈子炒紙包

鴆去油極淨　牛膝　右㕮咀同木鱉粉水煎食前服　或用酒剤行血本方涼血

小茴牛膝飲　腳氣攻心小腸氣痛　方輕

小茴香　川牛膝　蒼术　檳郎　木香　杉木節　青橘葉　右各等分㕮咀酒煎

膽風　令人不睡　病虛藥補

靈砂丹　治本病　方重

酸棗仁炒　茯神　人參各一兩　天麻　熟地　麥門冬去心各七錢　靈砂三錢　右為末龍眼肉膠棗肉為丸　每服六十丸

腸風　脫肛瀉血　病熱藥青　便血直射一系如線者非腸風也腸

風則立
湯出
方輕

金毛散　治瀉血　止血重者宜

刺蝟皮燒存性　槐花　白茅根　歸尾　金毛狗
倍子炒黑　右各等分為末酒服　酒調二錢

當歸芍藥飲　治瀉血　止血輕者宜　此方重而輕

當歸頭　生地黃　白芍藥　枳殼炒　防風
荊芥炒　槐花炒　枝子仁炒　堅實黃芩炒
會飲酒加酒炒黃連　地榆　甘草　會飲酒半水半
酒煎空心暑冷服　不會飲酒白水煎

參芪湯　瀉血太甚頭眩目花　此方重如血不止本內加止血藥

人參　黃芪　升麻　甘草　當歸身　白朮
川芎　天麻　白芷　右㕮咀生姜大棗煎服

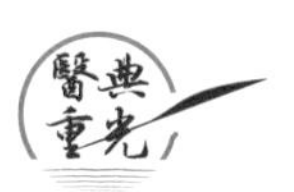

栢枝散　瀉血　凉血　此方輕而又輕

栢葉按李取之如春取東枝之類燒灰調服三錢愈　又方用乾柿燒灰存性飲下二錢愈

鱉頭散　脫肛屬氣血虛與熱內服用本症參芪湯熱加黃栢外用此散托而上之鱉頭燒灰存性為末真麻油調付收龜頭亦可

小兒脫肛同治法但小劑耳

臓風　夜多盜汗　症有重輕藥分大小

六和湯　重者宜　方大

黃芪蜜炙　防風　白朮　麥牙炒　當歸身　人參　右各等分白水煎糜米炒少許調服　知

不必加以蒲扇燒灰存性為末同調服

桑柴散 輕者宜 方小

桑葉一味乘露採摘焙乾碾為末二錢空心温米飲調　或值霜葉乾者亦堪用但力不如熱者勝

閉風大便燥澁 病有虛實藥有輕重

桃仁潤燥湯 實者宜 此方重而利

生地　當歸尾　川大黃　生甘草　桃仁泥
麻仁　紅花　黑牽牛　右㕮咀除桃仁麻仁另研外餘水煎熟入二仁空心半熱服

五仁丸 津液枯竭大腸秘澁虛者宜 此方輕而潤

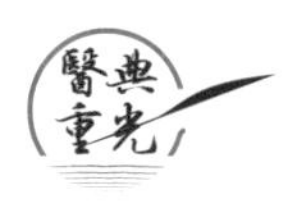

栢子仁半兩　麻仁　杏仁炒去皮尖各一兩　陳皮四兩另為末　松子仁二錢　郁李仁炒二錢右將五仁研為膏入陳皮末研勻煉蜜為丸如梧桐子大每服五十丸空心米飲下

蛋白酒　虛實皆宜　此方輕而又輕

鷄蛋白五六枚以極熱白酒傾蛋白於中通口服之　蛋白須用微生

血風　陰囊濕癢　病有虛實藥有重輕

活血驅風湯　虛者宜　六垂

白芷　細辛　白蒺藜炒　當歸　川芎　蒼术　薏苡仁　杜仲炒　橘紅　肉桂　水煎　或加黑豆　防己　忌酒濕麵勞辛

外用花椒煎水入枯礬末和勻溫熱洗

龍膽木通湯 實者宜 方載

黄栢 柴胡 澤瀉 車前子 木通 草龍膽 紅花 羌活 防巳 右㕮咀水煎空心溫服

龍骨麝香散 外腎濕瘡潰爛如癧 此方傳

龍骨 石膏生 五倍子各等分 白芨 乳香 黄丹各半分 麝香少許 右爲細末先以苦參大腹皮紫蘇莖葉煎湯洗後用此末敷

男子陰腫大如升核痛 用馬鞭草搗爛塗之

小兒陰腫 用生甘草水調地龍糞輕輕塗之

虚風 風寒濕瘻 病虛藥補

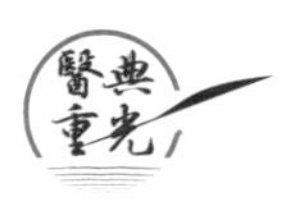

烏風　頭面腫塊　病虚藥補

附子細辛湯　治二症　方重

附子　乾薑　肉桂　人參　白芷　細辛　大

川芎　當歸　生姜　葱白　右各等分水煎服

宜隨症加減

盛風　語言蹇澁　病燥藥潤

烏梅丸　治本病　方重

烏梅肉　麥門冬去心　五味子　槐花炒

石羔　柯梨肉　右為末煉蜜為丸如彈子大

每服一丸　升麻　石菖蒲

煎湯調下

肌風　遍身燥癢　症治俱同氣風

氣風　肉如虫行　二症有虛實　二藥有重輕　虛益氣湯　實凉血飲

體風　身生腫毒　症治同後三風

頑風　不忍痛癢

毒風　面上生瘡

頭風　多饒白屑　四症風熱用藥清凉　均用凉血飲

益氣湯　肌氣二風虛者宜　此方重

烏稍蛇全身焙乾一兩　人参　黃芪　白术

當歸身　升麻　羌活　右㕮咀酒煎服之

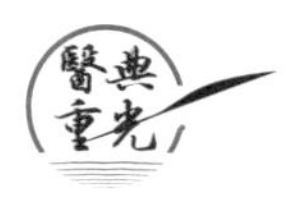

凉血飲　肌氣體頑頭毒六風實者宜　此方輕

白鮮皮　金銀花　生地黄　當歸尾　黄栢

荊芥穗　羌活　黄芩　連翹去心各一錢　烏

稍蛇全身焙乾每用一

兩同前藥煎酒服之

腦風　頭旋偏痛　病有虚實藥有重輕

羌活白芷飲　治本病氣實者宜　方輕

羌活　薄荷　芎藭　白芷　石膏　蔓荊子

菊花　右㕮咀水煎以酒少許刺服大盛者忌酒

附子緑豆飲　治本病氣虚者宜　方重

用附子一枚重一兩去皮臍將緑豆子一大升均

作三次煮待豆極熟取起將附子焙乾為末撒入

豆內陰乾先將三次煮豆服之盡又將二次煮的服之盡又將初次煮的服之盡即愈

二白散　治頭偏痛痰火者宜　方輕

白附子　白芷　牙皂各一兩　右爲細末用細茶一大撮煎濃調服　早一錢　晚一錢　如左痛順左睡　右痛順右睡睡醒痛止

芎芷飲　治左頭痛屬血屬風　方輕

川芎　當歸　白芷　細辛　荊芥　薄荷　羌活　防風　有痰加半夏陳皮茯苓　生姜水煎或用酒刺服

薄荷飲　治右頭痛屬痰屬熱　方輕

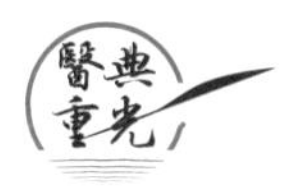

石羔 薄荷 黄芩 藁本 羌活 如痰盛加
牛膽南星桔梗 有風加荊芥 生姜水煎仍或
用酒剂服

参芪飲 治頭旋偏痛氣虚者宜 方重不分左右

人參 黄蓍 白芷 川芎 白术 天麻 白
茯苓 細辛 重者加肉桂乾薑 有痰加南星
姜汁浸炒 血虚者加當歸 挾風者加羌活
生姜三片大棗一枚水煎空心服仍或用酒剂

清風散 治頭旋偏痛虚風者宜 方輕

細辛 白芷 川芎各一兩 共為細末每用三
錢入牛髓内和匀以酒煮極熟乘入好酒[illegible]
之以醉為度
醒後病愈

生萊汁　治頭偏痛　方輕

生萊汁一蜆殼仰卧注鼻中左痛注右右痛注左或兩鼻俱注亦可數十年患有一注而愈

髓風　臂膊痠疼　病邪藥散

麻黃白芷細辛湯　治本病　方輕

麻黃　羌活　獨活　蒼朮　石南藤　白芷

細辛　威靈仙　薄桂　右㕮咀水煎

㣲行飲　治本病　此方輕而又輕

桑枝一小升細切炒香以水三升煎取二升

一日服盡無時可以常服

皮風　素白癜癬　病毒藥解

歷風頸班剝 二症一法

追毒仙丹 治二病 此方輕又善解輕粉毒諸癬

鐘乳石粉一錢 真珠三分 豆硃砂一錢 冰片三分 右為末每日服一次止用三分濃煎土淡蔘湯調下

化毒丹 治二瘡 此方重治鵝掌癬亦効

蜈蚣二條焙乾 白蒺藜 穿山甲 歸尾 白芷稍 赤芍 白癬皮 生地黃 金銀花 薑蚕 八角凤 黃栢 黃連 全蝎 天花粉 野菊根 独活 皂角刺 猪牙皂 甘草稍

右㕮咀水煎服 服藥時要吃猪羊發毒之物 先三四貼加麻黃 后去麻黃加蒸大黃土茯苓

二黃散　治二症　此方傳[illegible]

紅砒　枯礬名一錢　雄黃二分　硫黃一分

升硝丹頭一分　松香二分　右為末擦上

七枝湯　治二症　此方洗

揄俗云曩子柴柳痜槐杏練楮俗云柳樹生紅子

者佳七樹枝煎水洗癬

瘡風　面生朱點　病毒藥解

解毒飲　治本病　此方整俗云各嘴瘡

連翹　苦參　黃連　檗黃　白芷　貝母　霜

白皮　知母　右㕮咀酒煎溫服　加甘草

紅白散　治本病　此方輕薰治酒瘡鼻

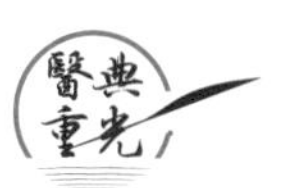

硃砂一两 石羔一两 草麻子炒紙包搗去油極净五錢 共為細末每臨卧時用荆芥細茶泡濃湯調下一錢作一口服及飯後服每日三次七日見効 一方酒獊鼻用蜜炙枇杷葉為末用水調服

桑葉防風散 治本病 此方輕而又妙兼治酒齇鼻

桑葉四两去毛 梔子仁一两酒炒 防風一两共為末酒調服 酒齇鼻外以凌霄花搗爛塗之

虎風 發吼羊叫 病邪藥觧

牛黃丸 氣虛者宜 方重

牛膽南星 白附子各一两 皂角蜜炙 硃砂桂黃 白薑蚕 全蝎炒各五錢 麝香二錢

生川烏三錢　共為末煉蜜為丸如彈子大每服一丸姜湯調下　宜加琥珀

珍珠丸　氣實者宜　方輕而重

牛黃　珍珠各五錢　硃砂　全蝎炒　姜蚕炒　牛膽南星　石羔各一兩　酒蒸大黃二兩　右為末煉蜜為丸如彈子大每服一丸薄荷湯化下　小兒半丸又治急驚

大風　成片爛瘡　病風濕熱毒藥眎滲清凉

何首烏飲　治本病　此方重而輕

防風　何首烏　當歸身尾　牛蒡子　白姜蠶　胡麻　非麻　苦參各一兩　蒺梨二兩　皂角刺三兩　荊芥　天麻　威靈仙　漢防己　金銀花二兩　赤芍　生地各一兩　草烏一錢

一百十五

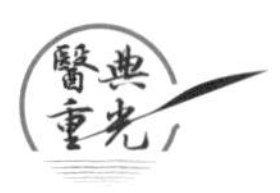

右吹吡如常法浸酒服

癘風　身生風堆色赤不癢虫食疼痛髮甲脫

落死　病毒藥解

醉仙丹　治在上起　方輕

胡麻子　牛蒡子　蔓荊子各五錢三味一處炒

白蒺藜　苦參　瓜蔞根　防風各五錢　右為

末每用十五錢入輕粉二錢一處拌勻每服一錢

茶清調下晨午夕合一服後五七日先於牙縫內

出臭黃涎渾身疼痛昏悶如醉

次利下膿血病根乃去

再造散　治在下起　方重

鬱金生半兩　川大黄炮　白牽牛六錢半生半炒　皂角刺炮一兩　玄明粉一兩　右為末每五錢日未出面東以無灰酒下盡量為度晚利黑頭小蟲病稍輕者止利如魚腸臭穢物忌毒半月但食稠粥軟飯漸生眉毛皮膚如當甚者不過三兩次利後切不可妄有勞動及終身不得食牛馬騾驢等肉犯者死不救

蒼耳丸　愈後調養　方重而輕

蒼耳子　黄精　黄柏炒　浮萍　牛蒡子　苦參酒蒸板　真烏梢蛇肉　胡麻　右㕮咀隨症加減定分兩精製晒乾為末米糊為丸久服以斷根

蛇蛻湯　未愈時一日浸洗遍身　利後二三日禁用

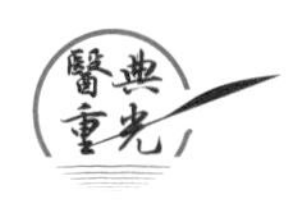

蛇蛻一兩　金銀花　皂角刺　荊芥穗　蒼朮

麻黄　苦参　蒼耳子　各樣驅風化毒之藥多

採濃煎湯浸洗遍身

多用紫背浮萍為妙

長松飲　可常服即百骸腐潰亦宜煎可常服

長松生古松下取根餌之皮色如薺苨長三四五寸味微苦類人参清香可愛無毒益人殺虫

産風　四肢疼痛　病虚藥補

當歸天麻飲　治本病　方重

當歸　川芎　人参　川烏　肉桂　蒼朮

白芷　羌活　天麻　右㕮咀生姜水煎酒刺服

傷風

夫風清也陰也有氣無形而以神用迴旋磅礴靡所不入故云屬陽經曰傷于風者上先受之又曰賊虚邪者陽受之而風多傷乎肺者何肺雖為手太陰而其位居上為華蓋主氣屬陽上受陽受類相感也皆由肺氣虚薄腠理不密風邪乘虚而襲入之者也肺氣合於皮毛開竅於鼻天籟以鳴而邪之初傷先客皮毛故其候頭痛鼻流清涕鼻塞聲重咳嗽有痰壯

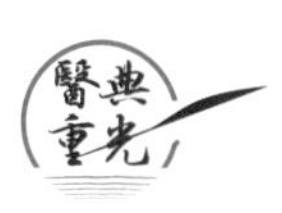

熱惡風惡風者仇之也且肺易傷而難愈以肺為驕臟喜清虛而嫌窒礙怕寒凉而惡燥熱又用湯藥則徑過欲鍼灸則不及誠難為治也若有感冒風則散之寒則温之熱則清之濕則燥之虛則補之浮則斂之隨所現之症而用所宜之藥其治初傷之藥品則宜專用輕清上行之陽氣不可遽用重滯下凝之陰質又則宜補宜歛即如傷風專行表散風邪去而諸症自除不必以各證之品雜之使勢分力薄徒增纏

樓此所謂拔本塞源之治也若內傷重而外感輕即有風邪鼻塞咳嗽無痰諸症又宜補益中氣為主少佐以辛散之品蓋正不勝邪邪以干正正復而邪自退此邪正不兩立之至理也然傷於風則必咳嗽而五臟六腑皆能令人咳嗽非獨肺也惟肺為腑臟之門戶聲音出焉故治各經咳嗽而不兼清舒肺金無是理也此六淫之咳嗽因風而詳至於七情傷乎五臟而作咳嗽又非藥餌所獨能療當以人事兼制之

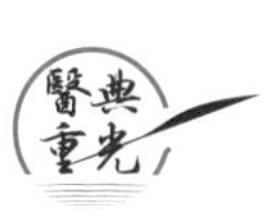

如怒傷肝以憂勝而用恐解喜傷心以恐勝而用怒解憂傷肺以喜勝而用怒解思傷脾以怒勝而用喜解恐傷腎以思勝而用憂解性情飲食藥餌三者互相為用參和適中而五臟之傷可必瘳矣若内傷乾咳痰咳血咳華陀所謂邪嗽孫真人所謂疰嗽則於燥火附見焉然治六淫咳嗽稍失其宜久嗽不已亦成内傷癆瘵多致莫救可不慎歟

辯諸咳證

咳者有聲無痰本傷乎氣。嗽者無聲有痰本傷乎血。血氣两傷聲痰俱有而為咳嗽。風咳咳頻痰清鼻失香臭。熱咳痰濃鼻聞腥氣。寒咳痰薄口淡失味。肺咳咳則喘息有音甚則唾血。心咳咳則心痛喉中介介如梗甚則咽腫喉痺。肝咳咳則两脇下痛甚則不可以轉轉則两胠下滿。脾咳咳則右胠下痛陰陰引肩背甚則不可以動動則咳劇。腎咳咳則腰背相引而痛甚則咳涎。此五臟各以其時受病如春則肝先受邪夏則心先受邪非其時各傳以與之

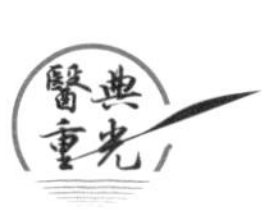

肺咳不已。則大腸受之。大腸咳則遺失。心咳不已則小腸受之。小腸咳則失氣。氣與咳俱失。肝咳不已則膽受之。膽咳嘔苦汁。脾咳不已則胃受之。胃咳而嘔嘔吐痰沫。或嘔血。嘔長虫出。腎咳不已則膀胱受之。膀胱咳則遺溺。此五臟之久咳乃移於六腑 暴咳日間多汗。久咳膈內欝痰。虛咳不時善感氣乏聲清。實咳痰唾稠粘。氣促聲啞。支飲咳涎湧氣逆胸滿膈痛。氣咳抑欝痞悶上氣喘急。

肺氣　即喘病也　古謂之肺氣

肺氣臟之虛也。盖肺氣虛則脉大，脉大則不得倒卧。又有風寒外襲，解表未清，邪氣伏藏，痰涎浮湧，填塞肺脘，以致呼吸逼迫，連屬不能以息也。亦不得倒卧。當以脉症辨之。然實喘聲粗厲而氣奔急，虛喘聲低乏，而氣差緩。虛宜峻補，使氣歸元；實宜疎散，使肺金清利。

喘　即吼病也　今謂之吼

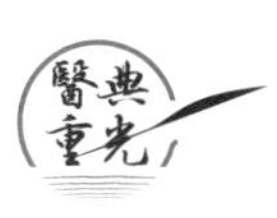

吼以聲響名喘促喉中如水鷄聲者是也其證有三一曰寒二曰熱三曰水病熱者發於夏而不發於冬病冷者遇寒則發也水病者胸脇滿悶脚先腫也但腹有濕熱欲驗喘病是水不是水者小便澁脚微腫而喘者水症也當作水治之小便不澁脚不腫只作喘治之

肺氣脹滿 即喘脹症

肺氣者呼吸氣促脹滿者肚腹膨脹二症不同而又

相因者也蓋肺與脾本為母子而喘與脹互為根蒂喘主肺而脹主脾脾傷則肺必傷是母病而子亦病脹則必生乎喘肺虚則脾必乏是子虚而母亦虚喘則必生乎脹此二症相因為病根苗互發者也宜審標本先後而處治先喘而後脹者是肺為本而脾為標肺氣上而不下滞而不行脾土因之而虚倦焉為腹脹為足腫此必然之症也症似有餘實為不足盖由正氣滞著而成病豈可復用利水之劑以伐其本

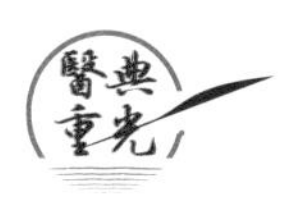

乎惟宜養金補水固中氣以滋養其化源使肺金歛實而氣歸其源焉可也若先脹而後喘者是脾爲本而肺爲標脾氣倦而不運困而不醒肺金因之而虛浮焉爲喘急爲假滿此必然之症也症爲不足實非有餘蓋由中氣衰弱而成病豈可復用消耗之品以戕其根乎惟宜補脾燥濕益肺金以保完其母氣使脾土堅厚而氣復其位焉可也此治肺氣脹滿相因之大法然先喘而後脹者即用峻補而多凶以其肺

氣先散而脾土又敗實難為治也先脹而後喘者態
脹峻補而偶痊以其脾土雖困而肺氣未散庶或可
以維持也遇斯二症不可不先為之圖

隨症調治

肺經初客風邪發熱惡風頭疼咳嗽鼻塞聲重涕唾
稠粘或鼻流清涕宜用

○上清飲　荊芥　防風　細辛　杏仁　前胡
藁本　半夏　陳皮　甘草　右㕮咀
生姜三片葱白連鬚三根水煎　有汗加桂枝白
芍　無汗加麻黄　熱甚加柴胡黄芩　遍身痛

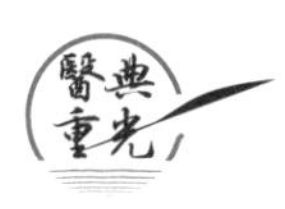

加羌活　頭痛甚加白芷川芎　胸塞氣緊加枳實真蘇子　傷風見寒加肉桂　咳甚一二帖後加旋覆花桑白皮　咳則脇痛加青皮　咽乾痰盛去半夏加薄荷　石膏　乾葛

元氣內虛外感風邪頭痛鼻塞咳嗽無痰身熱惡風有汗等證宜用

○中和湯　川芎　細辛　桂枝　防風　柴胡　陳皮　人參　石吹咀生姜水煎服　汗出甚加浮麥子　遍身痛加羌活　咳甚加桑白皮五味子

風嗽　嗽頻痰清鼻失香臭　病有虛實藥有重輕

麻黃杏仁湯　氣實者宜　方輕

荆芥　杏仁　麻黄　白芍　桔梗　半夏　甘草　生姜　葱白　右㕮咀水煎

細辛防風湯　氣虚者宜　方輕而重

細辛　防風　半夏　陳皮　蘇葉　蒼术　桂心　川芎　石菖蒲　右㕮咀生姜水煎

熱咳　痰濃鼻聞腥氣　病熱藥涼飲冷水一二呷而暫止者是

知母石膏湯　治本病　方重

桔梗　薄荷　荆芥　知母　玄参　黄芩　瓜蔞仁　石膏　甘草　黄栢　青皮　烏梅　右㕮咀水煎

寒咳　痰薄口淡失味　病虚藥補呷熱湯而暫止者是

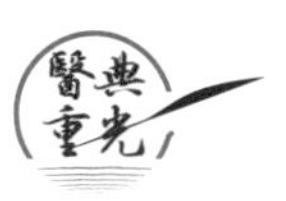

溫中湯　治本病　方重

乾姜　白朮　陳皮　半夏　細辛　人参　五味子　肉桂　生薑　大棗　水煎

肺咳　喘息有音甚則唾血　病有三等藥有三品　秋

荊芥飲　肺實咳嗽者宜　方輕

荊芥　麻黃　桔梗　杏仁　甘草　水煎　喘甚加皂角炙　有痰蒸加半夏

人参湯　肺虛咳嗽者宜　方重

生南星　人参　陳皮　烏藥　枳殼　真蘇子　右㕮咀生姜五片水煎磨木香刺服

阿膠飲　肺咳唾血宜　方重　血證詳見燥火

桑白皮　麥門冬　黄栢　知母　生地黄
阿膠　歸尾　有痰加貝母　右㕮咀水煎

心咳　心痛喉中介介如梗甚則咽腫喉痺

此症宜先表散後　夏
和解　病熱藥清

葛根湯　心咳先服　方暫

荆芥　赤芍　桔梗　升麻　乾葛粉　黄連
梔子仁　甘草　薄荷　右㕮咀水煎

連翹飲　心咳後服　方輕

天門冬　梔子仁　貝母　連翹　生地　玄參
甘草　右㕮咀水煎

甘桔湯　心咳止惟咽腫喉痺者宜　方輕

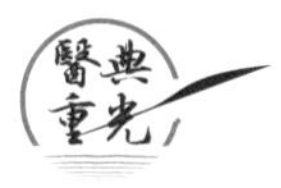

甘草　桔梗　玄參　升麻

右㕮咀水煎

肝咳　兩脇下痛甚則不可以轉轉則兩脇下

滿　病邪藥散　香

麻黃荊芥飲　肝咳者宜　方輕

麻黃　白芍　荊芥　杏仁　前胡　青皮

甘草　右㕮咀水煎

脾咳　右脇下痛陰陰引肩背甚則不可以動

動則咳劇　病邪藥散　四季

溫脾飲　脾咳者宜　方輕

草果仁　蒼术　陳皮　厚朴　半夏　藿香
天台烏　川芎　右㕮咀生姜水煎磨木香刺服
如遍身痛加羌活
有積加香附

腎咳　腰背相引而痛甚則咳涎　病寒藥溫　冬

細辛湯　腎咳先服　方輕而重

細辛　麻黄　桂枝　烏藥　羌活　蒼术
小茴香　右㕮咀生姜葱白水煎　表散

參术湯　腎咳後服　方重而輕

人參　白术　陳皮　當歸　烏藥　乾姜
細辛　右㕮咀水煎磨沉香刺服　和解

大腸咳　肺咳不已移於大腸咳則遺失　病處

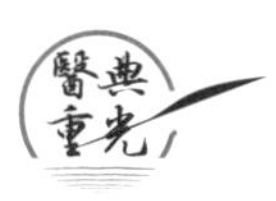

藥補

庚金飲　治本病　方重而輕

砂仁　枸子肉　人參　白朮　陳皮　乾姜
右㕮咀生姜大棗水煎磨木香剌服　甚則宜汁

小腸咳　心咳不已移於小腸咳則失氣氣與咳俱失　病虛藥補

丙火湯　治本病　方重

人參　茯神　桂心　白朮　黃芪　細辛
當歸　川芎　右㕮咀生姜大棗水煎磨沉香剌
服　甚
亦宜汁

膽咳　肝咳不已移於膽咳嘔膽汁　病有寒熱藥有溫清　凡治病過有嘔症甘草宜少用甘滿故也

甲木飲　寒者宜　方重

砂仁　半夏　人參　陳皮　白朮

白茯　蘇子　細辛　生薑　水煎

瀉火湯　熱者宜　方輕

黃連姜汁炒　竹茹　梔子仁炒

枳實　陳皮　生薑　水煎

胃咳　脾咳不已移於胃咳嘔痰沫嘔長虫出或嘔血　病有寒熱藥有溫涼　血證詳見燥火

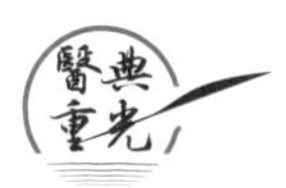

戊土湯　胃咳嘔吐痰沫者宜　方重

乾姜　砂仁　白术　陳皮　半夏　藿香　草
果仁　白茯　炙甘草　生薑　水煎　嘔長虫
出加烏梅

清胃湯　胃咳嘔長虫出者宜　方輕

黃連姜汁炒　烏梅　枳實　陳皮　香附　炙
甘草　竹茹　生姜　水煎

凉血湯　胃咳嘔血者宜　方輕

梔子仁炒　黃芩　白茅　知母　桔梗　甘草
側栢葉　赤芍　生姜　水煎

溫胃湯　胃咳嘔血者宜　方重

人参　白术　乾姜　白茯　陳皮　砂仁
炙甘草　半夏　生姜　水煎服

膀胱咳　腎咳不已移於膀胱咳則遺溺　病重

補藥

溫腑湯　膀胱咳者宜　方重

乾姜　益智仁　川芎　細辛　黄耆　人参
白术　萆澄茄　右㕮咀水煎

暴咳　日間多汗　病邪藥散

桔梗飲　治本病　方輕

前胡　枳殼　桔梗　防風　杏仁　貝母　桑白皮　浮麥子　右㕮咀水煎　汗出多屬虛加

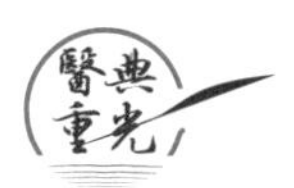

參术　又不止加桂枝白芍再不止加麻黄根　咳不止加旋覆花

又咳　膈内欝痰　病有虚實藥有重輕

青皮飲　氣實者宜　方輕

陳皮　香附　青皮　枳實　牛膽南星　貝母

黄連姜汁炒　水煎

蛤粉散　痰盛者宜　方輕

蛤粉一味新瓦炒令通紅拌青黛少許以淡虀水滴麻油數點調服

白花膏　火盛者宜　方輕而又輕

細茶一撮枝子炒黑三枚桑白皮寸半水煎熱入煉熟蜂蜜三四茶匙調服

瀉肺丹　肺熱久咳者宜　方重

枇杷葉　木通　款冬花　杏仁　桑白皮　紫菀　大黃減半　右各味俱等分如常法精製共爲細末煉蜜爲丸如櫻桃大食後臨卧時噙化一丸

脂膏丹　肺虛久咳者宜　方輕而重

白米糖一大片　豬板膏一小片　同安飯甑上一齊蒸化和勻每日早晨食之　不必另張開蒸

虛咳　不時善感痰涎或有或無氣乏聲清　病虛藥補

固本湯　治本病　方重

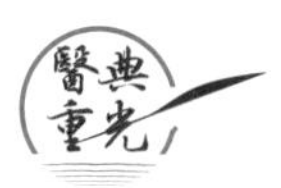

人參　白朮　五味子　當歸身　黃芪　陳皮

升麻　柴胡　生薑　大棗　水煎　痰加半夏

實咳痰唾稠粘氣促聲碎　病實 藥瀉

竹瀝飲　治本病　方輕

枳實　竹瀝　蘇子　蘿菔子　桔梗　桑白皮

杏仁　姜汁　牛膽南星　生姜　水煎

支飲咳　涎湧氣逆胸滿膈痛　病實 藥瀉

竹茹湯　治本病　方輕

桔梗　竹茹　枳實　蘿菔子　蘇子　白芥子

青皮　杏仁　竹瀝　桑白皮　姜汁　水煎

氣咳　抑鬱痞悶上氣喘急　病逆 藥順

順氣飲　七情壹鬱氣喘者宜　方重
枳殼　香附　真蘇子　前胡　天台烏　檳郎
水煎磨沉香料服　被寒加厚桂細辛　有痰
加半夏橘紅　氣虛加參
术　血虛加芎歸

肺氣　呼吸奔迫連屬不足以息　病有虛實
藥有補瀉

參术飲　肺虛喘急有汗者宜　方重
人參　白术　五味子　檳郎　赤芍　陳皮
天台烏　有痰加貝母半夏　水煎磨沉香料服

瓜蔞湯　肺實喘急有汗者宜　方輕
瓜蔞子　蘿菔子　芥菜子　枳實　天台烏
桑白皮　真蘇子　杏仁　桔梗　水煎熬磨沉

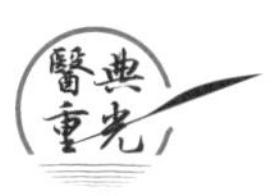

香刺服　有痰加貝母
或加青皮皂角炙

麻黄湯　肺氣喘急無汗者宜　方輕

麻黄　荆芥　杏仁　桑白皮　真蘇子　甘草
乾葛　前胡　桔梗　水煎熱服取汗

白术飲　中虛喘急者宜　方輕而重

人參　白术　白茯　烏藥　陳皮　木香
半夏　檳郎　生姜　水煎磨沉香刺服

附子湯　腎虛喘急者宜　方重

附子　人參　白术　乾薑　破故帋　肉蓯蓉
黄芪　半夏　天台烏　生姜大棗水煎磨沉香
一錢
刺服

喘　氣急聲響俗名吼病　病有寒熱水藥有温清滲

温中湯　吼病遇風寒而發者宜　方輕

乾姜　麻黄　荆芥　桂枝　杏仁　蒼朮　桔梗　枳殼　川芎　南星　陳皮　厚朴　生姜

葱白煎熱服進取汗

清凉飲　吼病遇熱而發者宜　方輕

瓜蔞子　黄芩　梔子仁　枳實　大黄　黄連　桔梗　甘草　葶藶子　玄明粉調　水煎服

利水湯　吼病遇水而發溺澁脚腫者宜

蒼朮　厚朴　陳皮　葶藶子　甘草　車前子　木通　肉桂　烏藥　枳實　生姜　水煎

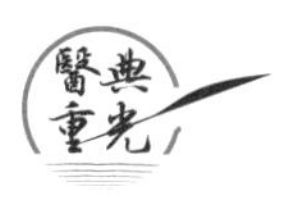

遇仙丹　治諸吼病　方壹　此方善治痰火妙

木香　沉香　硼砂　皂角生　礬金醋炒　青豕牙　脩煅　蘿蔔子　玄明粉　半夏生各五錢　鳳子另研極爛一兩　硇砂二錢　雄黃三錢　金麝香一錢　枯礬　蓖子另研爛　石菖天南星生各一兩　大黃二兩　右共為細末將作膽取汁調稀以豬胞陰乾每服八分量人大小虛實白湯調下或服一錢

一方不論諸吼独用瓜蒂一味或生磨或水煎吐之

肺氣脹滿　喘則必脹脹則必喘　病有標本藥有緩急

參附湯　先喘後脹者宜　方壹　兩重

人參五錢　附子　小茴香各二錢　白朮五生姜五錢　水煎磨沉香二錢剌服

附术湯　先脹後喘者宜　方重 而重

白术四錢　附子　挾卽　人參各三錢　乾姜二錢　生姜一錢　水煎磨沉香二錢刺服

二姜湯　二症喘定俱宜服此治脹　方重 而重

砂仁　良姜　乾姜　丁香　沉香　木香　白术各一兩　附子人參各五錢　真阿魏五錢　酒浸一宿擂爛　餘俱為細末以阿魏酒調麵打糊為丸每服二錢姜湯送下

一百三十一

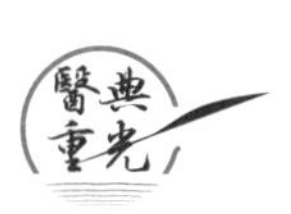

醫經臆語 卷之

傷寒

夫寒者天地嚴凝肅殺之氣也人元氣虚薄冬不固密觸冒寒邪或即病或不即病或加以風邪暑邪濕邪而為病其名有六有中風有傷寒有風濕有濕温有熱病有温病自霜降至春分傷風冷即病者謂之傷寒冬受寒氣春又中風而病之者謂之温病至夏發者名熱病病而多汗者謂之濕温其傷八節虚邪

一百廿一

者謂之中風故内經云病熱者皆傷寒之類也而俗謂諸病皆因傷寒起職此盖巨陽者諸陽之屬也其脉連於風腑而為諸陽主氣也三陽之氣惟巨陽之脉浮氣在頭中而外達皮毛故傷寒一日太陽先受之必頭項痛腰脊強二日陽明受之陽明主肉其脉俠鼻絡於目故身熱目疼鼻乾不得卧三日少陽受之少陽主膽其脉循脇絡於耳故胸脇痛而耳聾四日太陰受之太陰脉布胃中絡於嗌故腹滿而嗌乾

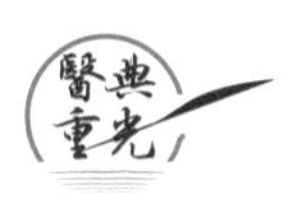

五日少陰受之少陰脉貫腎絡於肺繫舌本故口燥舌乾而渴六日厥陰受之厥陰脉循陰器而絡於肝故煩滿而囊縮若三陰三陽五臟六腑皆受病榮衛不行五臟不通則死矣其不兩感於寒者七日巨陽病衰頭痛少愈八日陽明病衰身熱少愈九日少陽病衰耳聾微聞十日太陰病衰腹減如故則思飲食十一日少陰病衰渴止不滿舌乾已而嚏十二日厥陰病衰囊縱少腹微下大氣皆去病日已矣夫傷寒

始自太陽逆傳陽明至于厥陰而止六經既别治法不同邪入陽經氣分則太陽為首屬膀胱脉必浮輕手便得非發汗則不愈必用麻黄者以麻黄生於中牟雪深五尺有麻黄處雪則不聚蓋此藥能通内陽氣却外寒也陽明屬胃邪在經宜表邪入胃腑非通泄則不愈必用大黄芒硝以利之少陽屬膽無出入道柴胡與半夏能利能汗佐一黄芩非此不解邪入陰經血分則太陰為先屬脾邪客於經尤宜微汗而

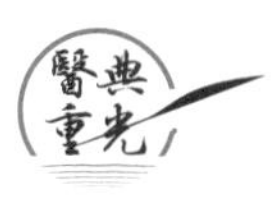

解及入脾臟脉必沉重手方得脾中州土也性悪寒濕非乾姜白术不能温燥少陰屬腎性畏寒燥非附子必不能温厥陰屬肝藏血養筋非温平之藥不能潤養此經常之道也今多不知倫類妄意進餌遂致錯亂諸症蜂起夭傷人命可不究辨且三陽病汗下和解人必知之至太陰脾經温燥不行必當温利自陽明出如温脾丸用大黄者是也少陰腎短雖用附子復使麻黄則知少陰亦自太陽出厥陰用桂自少

一百三十四

陽出明矣及其二陽轉閉皆當自陽明出故三陰皆有下證如少陰口燥咽乾下利清水太陰腹滿時痛厥陰舌捲囊縮皆當下之學者宜詳審不可率易投也且傷寒之邪雖無定體而浮沉之脉實有定法浮而有力無力是知表之虛實沉而有力無力是知裏之寒熱中而有力無力是知表裏緩急治之之法先分表裏寒熱陰陽虛實標本先病為本次病為標急則治標緩則救本問證以知外察脉以知內全在活

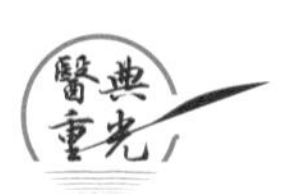

法二字不可拘於日數但見太陽證當攻太陽見少陰證當攻少陰見中寒當救中寒或見三證必便作主張不必悉具乃如何處治此為活法若同而異者明之似是而非者辨之在表者汗之散之在裏者下之利之在上者因而越之下陷者升而擧之從乎中者和解之直中陰經者溫補之若解表不開不可攻裏日數雖多但有表證而脉浮者尚宜發散此事不明攻之為逆經云一日尚引日再逆促命期若表證

解而裏證具者不可攻表日數雖少但有裏熱證而脉沉實者急當下之此事不明禍如反掌經云邪寒未除復加燔熱抱薪積火矣如直中陰經真寒證無熱惡寒不渴或有熱脉微弱無力或自汗或浮大而虛急宜溫補切禁寒凉此事不明殺人甚速正謂非徒無益而反害之陰證似陽者溫之陽症似陰者下之陽毒者分輕重下之陰毒者分緩急溫之陽狂者下之陰厥者溫之溫熱發黄者利之下之血證發黄者清之下之

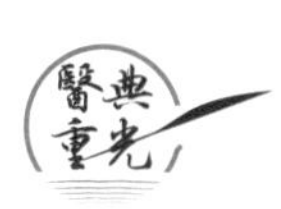

發斑者清之下之譫語者下之溫之痞滿者消之濕之結胸者解之下之太陽證似少陰者溫之少陰證似太陽者汗之衄血者解之止之發喘者汗之下之咳嗽者利之解之正傷寒者大汗之大下之感冒暴寒者微汗之微下之勞力感寒者溫散之溫極病者微解之大下之此經常之要法也若脉證不明誤用麻黄令人汗多亡陽誤用承氣令人大便不禁誤用姜附令人失血發狂正為寒凉耗其胃氣辛熱損其

汗液燥熱助其邪熱庸醫殺人莫此為甚可不慎歟

辯三陽經證

傷寒初病發熱頭痛項強漸至唇焦舌燥煩渴喜冷面色平等語言清亮手足温煖爪甲紅潤身輕易於轉動呼吸出乎自然大便或秘或鞕小便或赤或澁脉浮洪數實者此皆陽證陽脉也治當解汗用下用吐用和解必當隨證輕重斟酌行之

太陽經見證

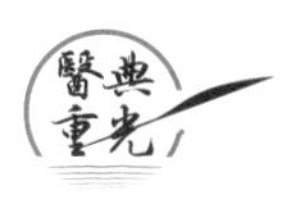

頭項痛腰脊强發熱惡寒惡心是足太陽膀胱經見證假如先起惡寒者本病已後發熱者標病若有一毫頭痛惡寒身熱不拘日數多少便宜發散自然熱退身和有何變證

辯證

表虛自汗為風傷衛氣宜實表

表實無汗為寒傷榮血宜發表

辯脉

脉浮緊有力為傷寒

脉浮緩無力為傷風

雜治

發表麻黄湯　實表桂枝湯　小便難身痛五苓散

陽明經見證

目痛鼻乾不眠微惡寒是足陽明胃經見證假如先起目痛惡寒身熱者陽明經本病已後潮熱自汗譫語發渴大便實者正陽明胃腑標病本宜解肌實宜

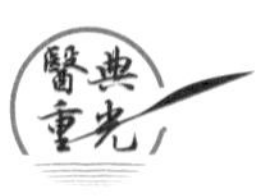

急下只看消息用之

辯證

目痛鼻乾微惡寒身熱病在經

潮熱自汗譫語發渴便實不惡寒病在腑

辯脉

脉見微洪爲經病

脉見沉數爲腑病

辯治

一百卅八

目眶痛鼻乾不眠無汗惡寒升麻葛根湯　渴有汗微惡寒桂枝湯　無汗脉浮其人喘麻黄湯　渴有汗惡熱舌上胎黄白虎湯　潮熱自汗譫語發渴揭去衣被揚手擲足斑黄狂亂不惡寒反怕熱大便實大柴胡湯

少陽經見證

耳聾脇痛寒熱嘔口苦是足少陽膽經見證假如先起惡寒身熱耳聾脇痛者本病已後嘔舌乾口苦者

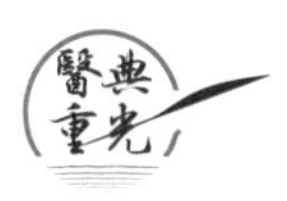

標病緣膽無出入病在半表半裏之間此經禁汗下吐治之得法有何壞證

辯證

耳聾脇痛寒熱嘔而口苦舌乾便屬半表半裏證不從標本從乎中治

辯脉

脉見弦數本經證

辯治

耳聾脇痛寒熱嘔而口苦舌乾小柴胡湯本方自有加減

法此經再無別湯

三陽經正方加減現後

桂枝湯桂枝芍藥各三兩甘草二兩炙生薑三兩切大棗十二枚擘

此湯原治有汗傷風但仍能進取微汗

麻黃湯麻黃去節三兩桂枝去皮二兩炙甘草一兩杏仁泡去皮尖七十個

此湯先煮麻黃去上沫後內諸藥再煮

五苓散澤瀉去毛二十五兩肉桂去皮十白朮去蘆豬苓去皮赤茯苓去皮各

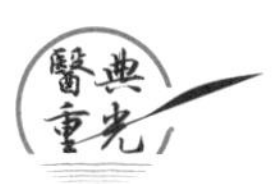

十五兩　共為末熱湯下二錢

升麻葛根湯　升麻　葛根　甘草

大柴胡湯　柴胡去芦半斤　黄芩　芍藥各三兩　半夏泡半升　枳實炙四枚　川大黄二兩　生薑五兩切　大棗十二枚劈

白虎湯　知母去毛六兩　石膏碎一斤　甘草二兩　粳米六合　米熟湯成為度

小柴胡湯　柴胡半斤　黄芩三兩　人參　甘草生薑各三兩　半夏半升洗　大棗十二枚　本方原有加減俱見后

辯三陰經證

傷寒初病身無熱少陰有熱頭不痛厥陰頭痛口不渴又或消渴身體沉重難以轉側嘔吐瀉利踡卧欲寐漸至手足厥冷爪甲青黑面色黯黲氣息短促倦怠脉來沉細遲小者此皆陰證陰脉也治用溫用補用灸必雖隨證重輕參酌行之陽傳陰者有下

太陰經見證

腹滿自利津不到咽手足温是足太陰脾經見證假如先起腹滿咽乾者本病已後身目黃標病内有寒

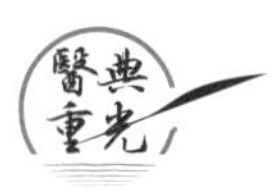

熱所分不可混治

辯證

腹滿咽乾發黄譫語潮熱

自利不渴或嘔吐厥冷藏寒

腹滿手足温熟寒熱爲傳病

辯脉

脉浮緩病得於陽宜解表

脉沉有力宜下

脉沉無力宜温

辨治

手足温腹满惡寒脉浮緩桂枝湯　腹痛桂枝湯倍芍藥　腹满咽乾手足温腹痛桂枝湯加大黄倍芍藥減甘草　身目黄茵陳湯　自利不渴或嘔吐理中湯一云大便利者用九　手足漸冷脉息漸微四逆湯　胸中痞鞕氣上衝咽喉不得息瓜蒂散一

少陰經見證

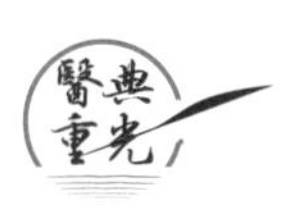

舌乾口燥是足少陰腎經一見證假如先起舌乾口燥者本病已後譫語大便實者標病至陰經則難拘定法或可溫而或可下因分在中者寒證傳經者熱證是發前人之所未發也中寒證另詳後

辯證

口燥舌乾渴而譫語大便實屬熱

初病發熱頭不痛口中和屬寒

嘔吐瀉利不渴或惡寒腹痛屬寒

辨脉

脉沉實有力宜下

初病脉沉宜温

脉沉遲無力宜温

辯治

口燥咽乾渴譫語大便實或遶臍硬痛或下利純清水心下硬痛者俱是邪熱燥屎使然宜用大承氣湯

初病頭不痛口中和但發熱嗜卧脉沉者是因先

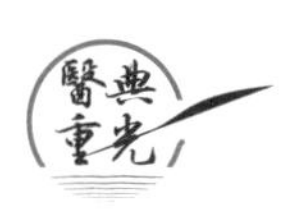

房慾後傷寒故腎氣虛亦大氣弱用麻黄附子細辛湯
無熱惡寒厥冷踡卧不渴或腹痛嘔吐瀉利沉重
或陰毒手指甲唇俱青嘔逆絞痛身如被杖面如刀
刮戰慄者俱是寒邪中裹使然並用四逆湯　下利
不止脉微用白通湯服此湯利不止厥逆無脉乾嘔
燥極欲飲水者用白通湯加猪膽汁服此湯脉暴出
者死微續者生　乾嘔煩燥渴甚面戴陽色四肢逆
冷欲卧水上欲投水中者是陰極發燥水極似火用

四逆湯煎成置冷水中浸冷服之最良內經曰若調冷熱之逆冷熱必行則熱藥冷服下嗌之後冷體既消熱性便發由是病氣隨愈嘔噦皆除情且不違而大有益詳此用人尿膽汁苦寒之物於白通湯中可以解上焦格拒之熱是仲景傷寒之微妙　受病二三日不已至四五日腹痛小便不利四肢沉重大便自利者是有水也其人或咳或嘔並用真武湯

厥陰經見證

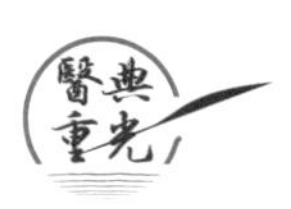

煩滿囊拳是足厥陰肝經見證假如先起消渴煩滿者本病已後舌卷囊縮者標病亦有寒熱兩端不可槩作熱治

辯證

煩滿囊拳消渴屬熱

吐涎沫不渴厥冷屬寒

佀癃不嘔清便必自愈

辯脉

脉沉實宜下
脉沉遲宜温
脉浮緩自愈

辯治

消渴煩滿舌卷囊縮大便實手足節冷爪温者用大承氣湯加柴胡黄芩　少腹絞痛四肢厥冷不温過手肘膝不渴嘔噦囊縮脉細欲沉絶者用當歸四逆湯　乾嘔吐涎沫頭疼甚極者用吴茱萸湯

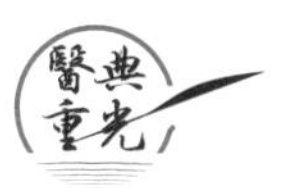

三陰經正方　加減詳後

理中湯　人參去芦　白术去芦　乾薑各二兩
炙甘草一兩五錢

理中丸　即理中湯為末蜜丸
古方各等分

茵陳湯　茵陳六兩先煎去滓　後入川大黄去皮
二兩　梔子十四枚劈

大承氣湯　厚朴去皮姜製半斤　枳實五枚炒
先煎二味去滓　次入川大黄酒洗四
兩再煎去滓　最后
入芒硝三合溶化

瓜蒂散　瓜蒂一分　赤小豆一分　二味各搗篩
為末已合治之取一錢匕以香豉一合用
熱湯七合煮作稀糜去滓取汁和末温頓
服之不吐者少少加得快吐乃止　諸二

血虛家不可用此散

麻黄附子細辛湯　麻黄去节二两先煎去滓後入細辛二两　附子泡去皮臍一枚　再同煮温服

附子湯　附子泡去皮臍二枚　茯苓　芍藥各三两　人參去芦二两　白术去蘆四两

四逆湯　附子泡去皮臍生用一枚　炙甘草二两　乾薑三两　一法薑用两半

白通湯　附子泡去皮臍生用一枚　乾姜一两　葱白四莖

真武湯　茯苓　芍藥　生薑　白术去芦各三两　附子泡去皮臍一枚

當歸四逆湯　當歸　芍藥各二錢　肉桂一錢半　細辛　通草　甘草各一錢　生薑

五片大棗一枚

吴茱萸湯

吴茱萸去梗一升 人參去芦三兩 大棗十二枚 生薑六兩

三陰三陽經正方隨證加減 凡謂下後汗後柴病无者皆用

不當用而用與當用而用之早或過用之故也

桂枝湯 本方冬春可用 春末及夏至前加黄芩 夏至後加知母石羔或加升麻 人素虚寒不用加 小便數善飲不食甘三者禁用桂枝 凡服桂枝湯吐者其後必吐膿血也 發熱無汗惡寒熱多寒少脉微弱加麻黄石羔 名

一百四十六

桂枝二越婢一湯方　脉浮腹痛加芍藥飴糖　汗後身痛脉遲弱加黄芪飴糖脉沉加人参　汗後心下悸欲按去芍藥　汗後遂漏不止惡風小便難四肢微急難以屈伸加附子　風温身痛脉浮虚濇多汗加附子　項背强有汗惡風變為柔痓或不惡風加乾葛瓜蔞根名桂枝瓜蔞葛根湯方　人虚脉弱加白术人参　關脉沉實大便秘腹痛倍芍藥甘草加大黄　下後協熱下利心下痞表

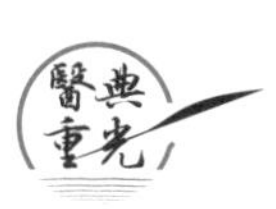

裏不解去芍藥加參朮乾薑　下後氣上衝裏不受邪邪仍在表脉浮宜桂枝湯　下後脉促胸滿去芍藥若微惡寒加附子（仍去芍藥）　喘加厚朴杏仁名桂枝加厚朴杏子湯方　服桂枝湯後形似瘧日再發或身癢無汗加麻黄杏仁（名桂枝麻黄各半湯）

麻黄湯　本方冬春可用（人素有寒者可用）　夏至後服必發斑黄狂悶（夏月得太陽症頭疼身熱惡寒脉浮洪盛無汗以子和六神通解散代之）

若太陽症八九日不解仍以此發汗必衄乃解

太陽陽明合病胸滿喘腹不滿邪在表不可下仍用本方陽明脉浮無汗而喘亦用本方發熱無汗惡寒變為剛痓加赤芍葛根生薑大棗名麻黄葛根湯方表有熱或往来寒熱潮熱加柴胡黄芩一云入豆豉葱白中温身體痛身目黄去桂枝加連軺即連翹根生梓白皮赤小豆生薑大棗名麻黄赤小豆湯方一云加梔子川黄栢山茵陳夏月天氣暄熱或有汗去麻黄加柴胡內熱甚加黄

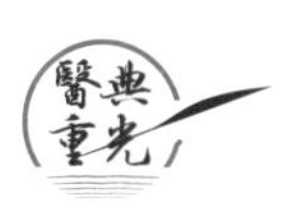

芩黄連　大便實加枳殼大黄　口渴加天花粉

下後寸脉沉遲尺伏不至咽喉不利唾膿血厥逆泄利不止難治去杏仁加升麻當歸知母黄芩萎蕤石羔白术芍藥天門冬茯苓乾薑　名麻黄升麻湯方　次第取微汗而愈

風濕相搏脉浮週身重痛去桂枝加薏苡仁　名麻黄杏仁薏苡甘草湯方　得微汗而愈

五苓散　雜病皆可用此特詳治傷寒　脉浮小便不利身

微熱消渴　汗後脉浮數煩渴　中風發熱六七日不鮮而煩有表裏證渴欲飲水水入則吐名水逆　汗出而渴　小腹滿小便不利身黄脉沉下焦蓄熱當利小便　前五條俱用本方　頭汗出至頸而還渴欲飲水　傷濕身痛發熱身黄小便不利大便反快　前二條俱加茵陳名茵陳五苓散方　一云用茵陳煎湯調五苓散服

升麻葛根湯　本方四時傷寒時行疫癘皆可用或已

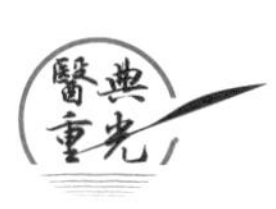

傷寒五六日經汗吐下表邪仍在熱毒發斑及春溫與瘟疹欲發未發雜証俱以後邪仍在經未入胃腑煩渴譫語發斑脉浮洪仍宜本方、表熱加柴胡、內熱加黃芩　頭痛加川芎、身痛加羌活、傷風頭痛加防丰荊芥仍加川芎　胸膈痞悶加枳梗　咳嗽加杏仁　有痰加半夏　吐血衄血及發斑加生地牡丹皮　發斑加玄参　熱甚加山梔黃連或加連翹天花粉　大便硬加枳殼大黃　老人去芎藥加柴胡

茯苓人参

大柴胡湯　本方治傷寒邪入胃腑、下證悉具而微惡寒為邪傳裏　往来寒熱大渴大便實熱結在裏、嘔不止心下急鬱鬱微煩邪熱内實大氣上逆　前斥條俱用正方　本大柴胡證當下醫以丸藥下之病不解胸脇滿而嘔日晡潮熱微利仍宜再下加芒硝先用小柴胡湯以解外次下　連日不大便熱盛煩燥舌焦口渴飲水短氣面赤脉洪實加芒

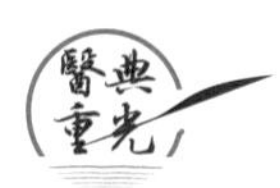

硝　表裏俱熱舌焦口渴腹脹按之實硬而痛大便閉加瓜蔞仁厚朴黄蓮芒硝　心下實滿連於左脇難以側臥大便閉而痛加瓜蔞青皮　痞滿加枳殼桔梗厚朴　昏亂譫語加黄蓮山梔　舌胎黄赤口燥渴飲水加瓜蔞仁　發斑加生地牡丹皮玄參　發黄加茵陳黄栢　鼻衄加犀角　大便不通加芒硝　夏月熱病煩燥脉洪大加知母麥門冬石羔　本方只和解非下劑也

一百五十　一八

大承氣湯　本方治三焦傷者痞滿燥實堅俱全

活人大全云裏證脉沉當急下者宜　肝之裏證

見加柴胡黄芩　心之裏證見加黄蓮麥門冬

脾之裏證見加白芷生地　肺之裏證見加黄芩

石羔　腎之裏證見加知母黄柏

白虎湯　本方治邪未入腑表有熱經有寒脉浮滑

陽明症汗後脉洪大而　太陽病汗後脉洪大宜

渴及虛煩中渴皆妙

本方　虛煩甚加麥門冬　裏熱大渴煩燥表熱

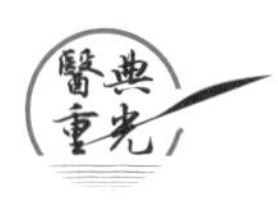

微惡寒脉浮　發斑俱加人參名化斑湯方又名白虎加人參湯方　汗後不解惡風大渴舌乾煩躁　有汗而渴　中暑身熱脉虛而渴　前三條俱加人參麥門冬名人參白虎湯　濕溫汗出身猶灼熱妄言加蒼术名白虎加蒼术湯　秋感熱之瘦瘧或陽明下後大便不固熱不退或濕溫證熱不退而大便溏仍加蒼术　尺寸俱長而疾自汗大出身表如水乃陽明轉少陰加桂枝　虛煩譫語小便淋

證起卧不安加梔子一云無汗者渴而脉單浮者勿投白虎

小柴胡湯　本方又名三禁湯禁發汗利大小二便宜此雜症亦用　小便難潮熱腹滿加茯苓　腹滿脇痛乾嘔噦潮熱身黃無汗小便難加茯苓去黃芩名小柴胡加茯苓湯方　胸中煩而不嘔去半夏人參加瓜蔞仁　渴者止去半夏加瓜蔞根名小柴胡加瓜蔞湯方　嘔加薑汁竹茹　腹痛去芩加芍藥　脇下痞悶去棗加牡蠣枳實名小柴胡

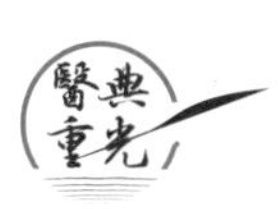

加枳實湯方　飲水過多成水結胸亦宜　脇痛甚加青皮　未經下而心中痞悶加枳梗去大棗　名小柴胡加枳梗湯方　下後陰虛生熱脉微惡寒去芩加芍藥　痞胸脇脹滿加乾薑牡蠣　邪熱夾痰攻注咳嗽胸滿悶脇挫痛身熱加枳殼桔梗黄連瓜蔞仁去人參　名柴胡枳梗半夏湯方　氣急再加葶藶杏仁桑白皮　往来寒熱咳嗽胸脇痛去參棗加五味乾薑泡　往来寒熱渴甚去半

夏加瓜蔞仁再加參　往來寒熱胸脇滿小便不利嘔而不渴去人參半夏加桂枝乾薑牡蠣瓜蔞根　身熱欲近衣不渴去參加桂枝　發熱而渴不惡寒而嗽加五味　心悸小便不利去苓加茯苓　虛煩加淡竹葉粳米　鼻衄加生地茅花　痰盛喘加桑白皮烏梅　熱盛錯語不眠加山梔黃連黃栢　口乾舌燥去半夏加天花粉貝母　齒燥無津液加石羔　自汗惡熱譫語煩渴去之

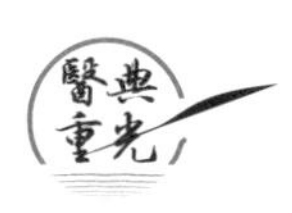

夏合白虎湯正方　自汗惡風腹痛或寒多熱少
脉弱去苓合桂枝湯正方　風温汗後身熱心下
妨悶有動氣加桂枝芍藥名柴胡桂枝湯方　血
虚夜發熱有小柴胡一二證加當歸芍藥麥門冬
熟地　少陽陽明合病口燥目疼加芍藥乾葛
過經不觧晡熱已而微利加芒硝　壞證加鱉甲
炙　汗下後乍靜乍燥目直視往來寒熱或左目
斜牽或左手足搐搦脉弦數加防丰名少陽痓

傷寒八九日下之胸滿小便不利譫語　驚狂

自汗亡陽煩燥起卧不安遍身痛並加龍骨桂枝

鉛丹茯苓牡蠣大黃名柴胡龍骨牡蠣湯方一

云去黃芩甘草　先房慾夢遺後感寒或病後血

氣未充以致咳嗽吐痰晝輕夜重身熱不退脉弦

虛加當歸芍藥熟地炒麥門冬知母黃栢　脉弦

虛或浮虛身熱煩燥口渴不能飲水去半夏黃芩

加麥門冬五味子再加參　熱入血室小腹痛晝

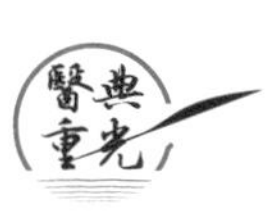

唄夜昏妄見或寒熱不定似瘧加當歸川芎芍藥熟地牡丹皮　男子熱入血室加生地　婦人熱入血室加當歸紅花　太陽病難得汗醫以火劫取汗令人煩燥加牡蠣名小柴胡湯加牡蠣湯方

理中湯　本方治邪入太陰脾臟凡虛寒雜症俱可用　吐下後胃中虛冷陰火上衝面赤脉虛宜正方　寒甚腹痛　或欲作利　身拘急四肢逆冷　寒毒自利面色戴陽脉遲微並加附子姜汁製名附子理

中湯　嘔吐不止減甘草大半加薑汁　吐多去白术加生薑　吐蚘全去甘草加烏梅　吃忒加丁香柿蒂　喘逆加木香　身無熱吐血血色紫黑脉遲細沉宜正方　霍亂轉筋加石羔　寒濕發黄脉弱氣虚加茵陳名陰疸症　臍下築觸動氣是腎氣欲作奔豚去术加桂　泄多倍白术脉弱泄不止倍白术人参加猪苓澤瀉茯苓肉桂名理苓湯　内虚腹痛加桂枝甘草炙芍藥生薑

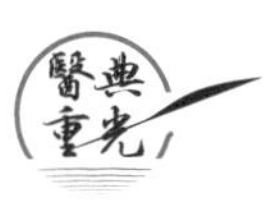

大棗膠飴名二中湯方　加者是小建中湯方故名　腹痛棗虛倍人參棗寒倍乾薑　胃虛氣壅腹滿去朮加附子　心悸加茯苓　渴倍白朮心下痞滿或寒食結胸不散加枳實名枳實理中湯方　中脘痞悶加青皮陳皮名治中湯方

麻黃附子細辛湯　本方治邪客少陰腎在經　嘔吐去細辛倍生薑　隨各臟見證加藥同前麻黃湯　若少陰證脉沉欲寐始得之發熱肢厥無汗

爲表病裏和當用正方緩以汗之若見二便閉澁或瀉赤水謂之有表復有裏宜去麻黄名附子細辛湯方仍隨各臟見證加藥同麻黄湯但更加酒蒸大黄以微利之 房慾後傷寒者多患前證

四逆湯 本方治邪入少陰腎臟 自利止脉不出加人参 無脉加猪膽汁 面赤加連鬚葱白腹痛加芍藥 陰毒心硬肢冷加麝香皂莢俱用少許 嘔吐涎沫或小腹痛加塩炒吳茱萸半夏

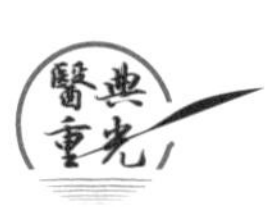

生薑　嘔吐不止加半夏生薑薑汁　瀉不止加白术人参黄芪茯苓升麻　咽喉微痛腫閉加桔梗　吐下後汗出身熱惡寒手足拘急厥冷　汗下後燥悶不欲卧水中喜飲水畏入口名陰盛陽症　腹中痛肢厥冷　咳　嘔　小便自利　自利而渴小便清　泄瀉下重　嗜卧惡寒尺寸俱沉細　心煩　欲吐不吐　欲嘔不嘔　諸虚寒證並用正方

真武湯　又名玄武湯本方治邪入少陰腎臟此即病陰
證傷寒脉沉細身休痛皆可用　或發少陰汗致筋惕肉瞤振振
欲擗地宜正方　云人羸甚去芍藥　有熱證或
畏熱去附子　腹中痛小便不利為伏水宜用正
方　小便利則無伏水去茯苓　大便利去芍藥
加乾薑　咳加五味子　水寒相搏而咳加乾薑
細辛　嘔去白朮倍生薑　一云用朮去附恐補氣
當歸四逆湯　本方治邪入厥陰肝臟陰毒要藥　病人

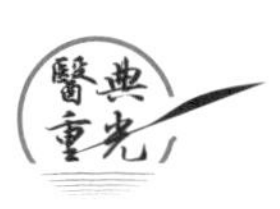

素有寒氣加吳茱萸倍生薑　寒甚加附子　脉不至加人參

吳茱萸湯　本方治邪入厥陰肝臟　若陰逆厥冷脣青回黑舌卷卵縮加附子　少陰吐利手足厥冷煩燥欲死　陽明食穀欲嘔得湯反劇屬上焦寒並用正方

辯陰陽兩感

一日太陽與少陰俱病頭痛發熱惡寒口乾煩滿而

渴太陽屬腑自背腧而入人所共知少陰屬臟自鼻息而入人所不知鼻氣通於天故寒邪無形之氣從鼻而入腎為水也水流濕故腎受之經曰傷於濕者下先受之同氣相求耳二日陽明與太陰俱病三日少陽與厥陰俱病此為內外兩感臟腑俱病經曰天之邪氣感則害人五臟以是知欲表則有裏欲裏則有表表裏既不能一治故死

前利兩感大羌活湯

防風　羌活　獨活　防己

黄芩　黄連　蒼术　白术

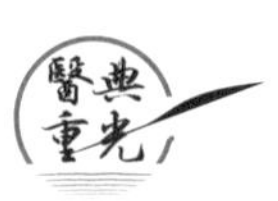

細辛　炙甘草各三分
知母　川芎　地黄各一錢

熱服未解再服數劑若有餘證並依仲景法

辯合病　方前有者後不録

合病者二陽同病或一陽先病一陽隨病或三陽齊病病之不傳者為合病也

傷寒發熱惡寒頭疼其脉當浮今反浮而長者浮屬太陽長屬陽明加以外證目疼鼻乾此太陽陽明合病也用升麻葛根湯若喘而胸滿者不可下用麻黄

湯倍杏仁一錢若不惡寒反惡熱大便不閉者用白虎湯或不惡寒反惡熱大便閉譫語者用調胃承氣湯或大便堅小便利爲脾約者用脾約丸或自下利者用葛根湯或但嘔而不下利者用葛根湯內加半夏一錢五分

傷寒發熱惡寒頭痛其脉當浮今反浮而弦者浮屬太陽弦屬少陽加以外證脇下硬痛或往來寒熱及別有餘證此太陽少陽合病也並用小柴胡湯君自

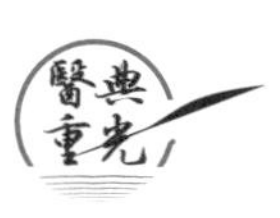

下利者用黄芩湯若嘔者用黄芩湯内加半夏一錢五分生薑五片入薑汁妙

傷寒脇痛往来寒熱其脉當弦今反弦而長者弦屬少陽長屬陽明加以外證目疼鼻乾此少陽陽明合病也用小柴胡湯内加葛根一錢芍藥五分若因利小便已而胃中燥大便難潮熱譫語者用大柴胡湯内加芒硝二錢或三錢

三陽合病身重腹滿難以轉側口中不仁面垢遺尿

譫語自汗者用白虎加人參湯　方見白虎湯内

三陽合病脉浮大上關上但欲眠睡目合則汗膽有熱也

三陽合病必互相下利惟少陽陽明脉不長而獨弦利不止不食者名曰負負者土敗木賊則死矣

調胃承氣湯　川大黄四兩去皮清酒洗　甘草炙二兩　先煎二味後入芒硝半斤

此湯治中焦傷者無痞滿而有燥實堅

脾約丸　芍藥　厚朴去皮姜製　川大黄去皮酒蒸一斤　麻仁五兩另研　枳實麩炒半

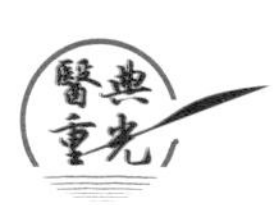

仁　杏仁去皮尖炒另研

爲末蜜丸溫水下

葛根湯

葛根四兩　麻黄去節三兩　先煎二味去沫后入桂枝去皮二兩　芍藥二兩

甘草炙二兩　生薑切三兩

大棗十二枚劈

黄芩湯

黄芩三兩　甘草炙二兩

芍藥六兩　大棗十二枚劈

方前有者後不録

辯併病

併病者一經受病病之未盡又過一經又云始初二陽合病後則一陽氣盛一陽病衰故併於一經也

太陽陽明併病發熱惡寒頭痛先太陽經也乃發其

汗汗出不徹續自微汗轉屬陽明不惡寒者是也若發大汗不出則陽氣怫鬱不得越散其人面色赤痛無常處煩燥短氣但欲坐蓋因汗出不徹是陽明復併歸於太陽也當再汗之冬月用麻黄湯四時通用九味羌活湯若太陽證已罷不惡寒反惡熱或潮熱讝語大便實手足濈濈然汗出者此太陽悉併於陽明也可下之用大承氣湯

太陽少陽併病心下痞而煩少陽也頭項痛而强太

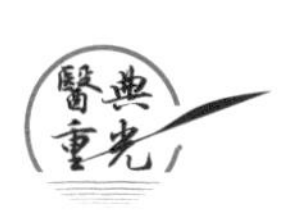

陽也用小柴胡湯加羌活川芎各一錢太陽與少陽併病頭項強而眩冒心下痞硬如結胸狀慎不可下當刺大椎肺腧大椎穴在背脊上梳下一節是也肺腧穴即第三椎各開一寸五分是也各灸二七壯凡二陽經併病太陽經未罷當微發汗用桂枝麻黄各半湯

少陽陽明併病少陽之邪不勝陽明之氣不衰不相刑尅則為順順者吉也少陽之脉獨勝陽明之脉行

負兒賊相害則爲逆逆者凶也

凡太陽水併歸少陽木謂之水木順生少陽木併歸太陽水謂之木水逆生太陽水併歸陽明土謂之傳其所勝又謂之水土反制陽明土併歸少陽木謂之傳所不勝又謂之互相尅賊

九味羌活湯

羌活　防風　蒼术各一錢二分　白芷　川芎　生地　黄芩　甘草各一錢　細辛四分　大棗一枚　生薑三片　温服　覆取汗

此方内傷挾外感與諸般雜證皆可用加減詳後感寒

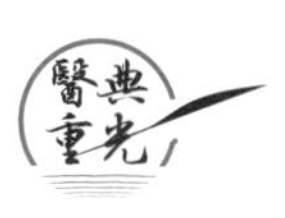

辯經傳

太陽病頭項痛腰脊強本無渴而兼渴者自入於本名曰傳本　宜五苓散方見前

太陽傳陽明胃土者名曰傳經又曰巡經傳為發汗不徹餘邪未盡透入於裏也

太陽傳少陽膽木者名曰越經傳為元受病脉浮無汗當用麻黄而不用之故也

太陽傳少陰腎水者名曰傳裏傳為元受病急當發

汗而反下之故也

太陽傳太陰脾土若名曰誤下當臍腹痛四肢沉重傳為元受病脉緩有汗當用桂枝而反下之故也

太陽傳厥陰肝木者亦名巡經足三陰經俱不至首惟厥陰與督脉上行與太陽相接是為得傳度也

辯過經不解 方前有者後不錄

過經不解者傷寒傳六經七日為候若不愈再傳至於十三日謂之過經仲景云去傷寒之邪不過汗吐

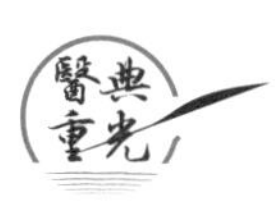

下三法三法得當病隨手愈若當汗失汗當下失下以致邪氣留連病勢沉滯傳變不已所以過經不解也又有汗吐下之後藥力欠至邪氣未盡宿垢凝結在腸胃餘毒壅窒於經絡是以臟腑不清精神昏憒或譫語煩渴胸滿潮熱變怪多端誠可慮也實者量其怯壯而再下之虛者視其輕重以調養之此大法也若過經譫語身熱昏憒大便閉而潮熱者用大柴胡湯若十三日不解小便利大便當硬而反下利脉

和者知醫以丸藥下之非其治也其自利者脉當微厥而反和内有餘垢未盡也又曾經吐下胸中反硬大便又五六日不去者此邪氣乘虛入胃而為實也並用調胃承氣湯若十餘日胷滿脇痛而嘔日晡潮熱者此少陽陽明二經皆病也其胸脇滿乃少陽之症先以小柴胡和之日晡潮熱者乃陽明之證經曰潮熱者實也次以大柴胡通之有十四日外餘熱未除脉息未緩大便不快小便黄赤或渴或煩不能安

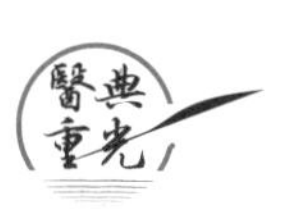

睡不思飲食此邪氣未凈正氣未復也當量其虛實以調之用參胡芍藥湯凡過經再下後神清脉緩得睡者生神昏脉亂發燥者死尺寸俱陷者亦危

參胡芍藥湯

人參　柴胡　芍藥　黄芩　知母　生地　麥門冬各一錢　枳殼八分　甘草三分　生薑三片　一云生地加五分

胸滿腹脹大便硬去人參加厚朴一錢倍枳殼五分　小便頻數加茯苓澤瀉各八分　嘔未除加竹茹一彈丸　血弱加當歸二錢　虚煩加淡竹

葉十四片粳米一撮　小便大便自利胸腹不飽形羸脉弱除枳殼倍人參一錢　不得睡加酸棗仁八分茯神一錢　宿糞未盡腹滿或疼大便堅而不通加大黃

辯寒熱厥　方前有者不錄

寒熱厥者傷寒頭疼惡寒發熱面色不澤冒昧兩手忽無脉謂之雙伏或一手無脉謂之單伏此因寒邪欝閉不得發越故使脉伏而昏冒必有邪汗也急用

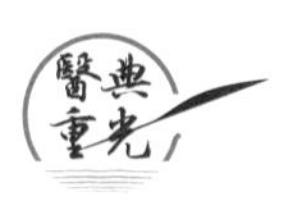

綿衣厚褁手足或置熱磚於足後却將熱薑米湯飲之須㬰得汗乃愈可用五味子湯服此湯後若汗不至用麻黄附子細辛湯内加人參甘草五味子以救之如仍前無汗脉不至陽不回者死

五味子湯

五味子　人參　杏仁　陳皮　生薑　麥門冬　大棗

辯陽厥　方前有不録

陽厥者未厥前初病身熱頭痛譫語煩渴大便閉小便赤及别無寒證忽然手足厥冷者此陽邪陷伏而

致厥也或有時温病不甚者只用大柴胡湯若腹脹不大便而手足厥冷者用大承氣湯若煩渴欲飲水而手足厥冷者用白虎加人參湯脉乍結邪氣結於胸中心下煩滿飢不能食而手足厥冷者用瓜蒂散吐之陽厥脉沉滑而緊或伏治宜寒凉

辯陰厥

方前有者不錄

陰厥者未厥前初病身不熱頭不痛惟怕寒數慄蜷卧欲寐或下利清穀或嘔吐吃或便至手足厥冷者

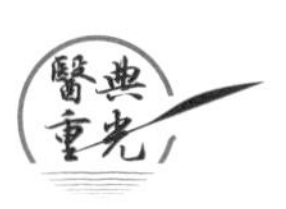

此陰邪獨勝而致厥也急用四逆湯若指頭微寒者謂之清此證輕用理中湯吐利手足冷甚煩燥欲絶者用吴茱萸湯若無脉可診未辯陰陽者姑與四順丸試之若是陽厥便當現出熱證若是陰厥則不有熱矣陰厥脉沉遲而細或無治宜温熱

或問少陰病四肢逆冷或欬或悸或小便不利或腹中痛或泄利下重者如何用四逆散平寒之藥治之

詳此四逆者乃陽經之邪傳變入於陰經故也盖此

散能解陽邪之厥，非治陰寒之厥也。故云熱微厥亦微，熱深厥亦深。雖然厥冷指甲，一時温煖。若乃直中陰經之厥冷，其冷上過於肘，下過於膝，而不復和煖矣。

陰經厥逆治詳中寒

仲景云：四逆與厥逆有輕重之殊。厥者，至也，盡也，亦足盡冷甚於四逆也。此其陰陽格拒，故有是症。

四順丸 即理中丸方，但甘草加一倍

四逆散 炙甘草 枳實炒 柴胡去芦 芍藥各等分 為末，白飲和服

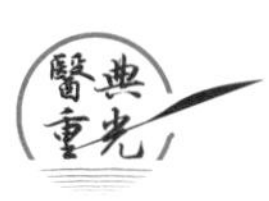

欬加五味乾薑并上下利　悸加桂枝　小便不利加茯苓　腹中痛加附子一枚炮　泄利下重煎薤白湯去滓入散正方寸匕於湯中再煮温服

辯陽證似陰　方前有不録

傷寒初病頭疼身熱至四五日陽邪入深譫妄昏亂大便或閉或黑小便或澁或赤或夫於汗下雖見手足厥冷而不欲衣被神雖昏亂而面色平等脉必沉滑不可作陰證治此火極而反水化也用大柴胡湯

邪熱亢極陷伏于内
反見勝己之化于外

辯陰證似陽　方前有不錄

傷寒初病頭不痛或重頭身不熱或熱發一二日便手足厥冷腹痛吐利怕寒踡卧小便清冷大便滑泄或腎氣本虛胃氣素弱又誤服寒凉攻熱太甚寒氣獨勝逼其浮陽之火發于外雖有面赤而引衣自覆口雖燥渴而飲水不下或咽痛而鄭聲或嘔噦而欬逆或身熱而自汗脉必沉細遲微或浮大虛芤不可作陽

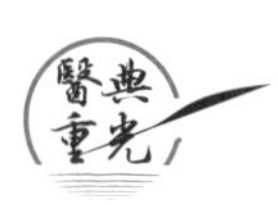

證治此水極而反火化也用四逆湯

辯陽盛拒陰

身大熱狂亂煩燥譫語目赤舌黑唇焦口燥烈大渴飲水不息大便燥閉六脉洪大數實用三黃巨勝湯王火僕又云病人身寒厥冷其脉滑數按之鼓擊於指下者非真寒也名陽盛拒陰也

三黃巨勝湯

石膏　黃芩　黃連　黃栢各七錢
山梔子三十枚　川大黃　芒硝
生薑一片　大棗二枚
煎熟臨服入泥漿清水二匙

辯陰盛拒陽

身冷反燥欲投井中肢體沉重面黑唇青渴欲飲水水入復吐大便自利黑水六脉沉細微疾用霹靂散王大僕又云身熱脉數按之不鼓擊者非真熱也名陰盛隔陽也

霹靂散

附子一枚炮過取出用冷灰培半時切入真臘茶一錢水一盞煎六分去滓臨服入熱蜜半匙調勻於冷水中頓冷服之須臾煩燥止得睡汗出愈

辯陽毒

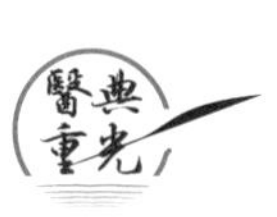

傷寒一二日便成陽毒因陽證失於汗下或誤服温熱之藥或吐下後邪乘虚入變成陽毒其人壯熱頭項痛燥悶不安或狂走罵詈妄見鬼神或口吐膿血面生錦斑或舌卷焦黑鼻如烟煤或咽喉痛下利黄赤六脉洪大而數者此皆陽獨盛而陰暴絶也

陽毒升麻湯　陽毒發斑咽痛通用

緑升麻　射干　人參各一錢　黄芩一錢

犀角一錢五分　甘草七分

三黄石膏湯　陽毒發斑身黄燥渴面赤狂走六脉

洪大　石膏兩半　黄芩　黄蓮　黄栢各七錢　山梔三十枚　麻黄　香豉二合　生姜三片　棗一枚　細茶一撮熱服得汗即瘥如未中病再服

胸腹滿大便秘去麻黄香豉加大黄芒硝厚朴

葶藶苦酒湯　陽毒發斑咽痛下利黄赤身壯熱無汗狂亂脉洪實滑促　生艾汁一合無生艾以乾艾水漬擣汁　葶藶五錢　右二味以苦酒五合煎至三合分三次服

大青四物湯　陽毒發斑色如火身壯熱煩燥大渴脉洪盛　大青　阿膠　甘草　豉　或加生地牡丹皮天花粉黄

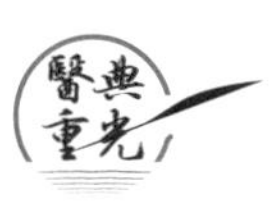

青黛一物湯　陽毒遍身赤斑

真青黛二錢研細　新汲水調服

黑奴丸　陽毒發斑煩燥大渴倍常六脉洪大數實

黃芩　芒硝　麻黄　川大黄　釜底煤

小麥奴　梁上塵　竈突墨各等分為末

蜜丸如彈子大新汲水化下飲盡須臾發寒汗出而瘥若一時頃無汗再服一丸須臾微利不大渴勿輕用

加味犀角玄參湯　陽毒嘔吐膿血遍身錦斑咽喉腫痛脉洪盛

犀角　桔梗　甘草　玄參

升麻　黃芩　黃連　石膏

連翹　黃栢　梔子

射干　薄荷

一百七十

大便秘堅加大黄芒硝　斑紫赤加大青如無青黛代之

玄参升麻湯　陽毒咽喉腫痛　玄参　升麻　甘草

升麻六物湯　陽厥應下而反發汗咽痛口瘡赤爛　升麻　山梔各錢半　大青　杏仁　黄芩　玄参各一錢　葱白三莖

緑雲散　陽毒咽中生瘡　蒲黄　盆硝八兩　青黛兩半　薄荷一斤　生的取汁一升　黄栢去皮一兩　右四味以薄荷浸磁罐盛慢火熬令乾細研吹喉中

凡陽毒發斑毒盛破爛者必小便澁若有血者中壞也瘡皆黑黶不出膿者死破爛用芒硝猪膽汁法

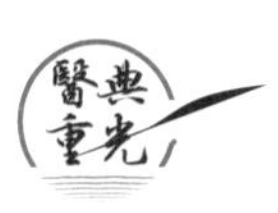

若稍揀淨二錢研細調猪膽汁塗於瘡上候乾即翻落無瘢仍用黄土末上良

凡陽毒熱深毒盛時往時昏口禁咬牙藥不可下先用冷水一盆將絹帕裹指蘸漬牙関候牙覺寛稍稍灌定方與服藥

辯陰毒

傷寒一二日便成陰毒因腎氣素虛所感之邪匪輕加以房慾勞傷食飲冷物或吐瀉過多正氣益加耗損或誤服寒凉之藥如積雪疊氷嚴凝愈極遂成陰毒其人畏寒身痛重宛如被杖或恍惚如失驚怕若

搐或嘔噦吃忒或氣短神昏或爪甲青黑或腹肚絞痛或頭面熱烘或肢逆冷汗出六脉沉細而微者此皆陰獨盛而陽暴絶也

陰毒甘草湯　陰毒輕者先用　陰經虛寒諸證即為陰毒故不重録

鱉甲　甘草　升麻　當歸　桂枝　雄黄　蜀椒　服覆取汗

陰毒灸法　寒極厥逆昏暈不醒　氣海穴在臍下一寸五分丹田穴二寸　關元穴三寸　各灸五十壯至三百壯以手足漸温人事稍甦為効

陰毒熨法　冷甚舌卷囊縮　大豆二升炒令極熱先以捕臍熱醋三升

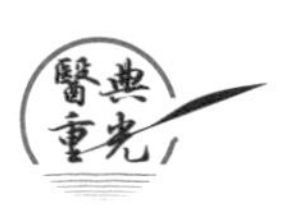

旋扶病人坐於桶上薰少時隨將熱豆傾入
桶內更薰少時待囊下方以陰證諸藥選服

陰毒熨法　臍腹絞痛厥逆欲死　葱白二三十莖擣切三四寸許以麁線穿貫成餅先將一面火上炙熱以熱處着於病人臍之上下更用熨斗貯火於葱餅上熨之令熱氣透入易三四葱餅熱爛良久其病人漸甦手足漸溫當見汗出即瘥隨用四逆理中等湯服

九陰毒用灸薰熨三法治之而手足不和脉息不至者死

辯溫毒

冬月温煖人感乖戾之氣或冬令嚴凝觸冐寒邪皆至春發更遇温熱變為温毒病初在表因用汗吐下後表證未解前熱日深毒氣不泄通身癮疹斑如錦紋或心下煩悶嘔吐咳嗽大便不利寸脉洪數尺脉實大其病最重蓋陽氣盛故也治宜清解

升麻玄参湯　温毒通用　升麻　玄参　葛根　甘草

表熱加柴胡　内熱加黄芩　衂血吐血或斑赤紫並加生地牡丹皮　熱甚加山梔黄連或加連

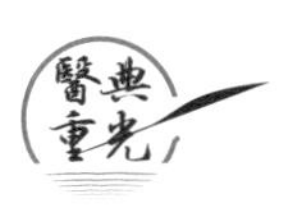

𧲣天花粉　大便實堅加枳殼少加大黄

黄連橘皮湯　温毒欬逆心煩悶亂嘔吐清汁肌膚癮疹班如錦紋

黄蓮　陳皮　杏仁　枳實　麻黄　葛根　厚朴　甘草

病勢沉重呻吟晝夜不安或咽痛者去麻黄加玄参升麻

黑膏　斑毒盛者可用

生地　雄黄　麝香　好豉　右以豬膏十兩合盛之煎令三分減一去滓入雄黄麝香如豆大攪勻分三服白湯化下毒從皮膚中出則

愈未効再服
忌蕪荑

辨風温

人初感于温復中於風或初中於風復感于温曰為風温其脉尺寸俱浮外證四肢不收身熱自汗頭疼喘息發渴昏睡肢體重不仁治在少陽厥陰二經

萎蕤湯　風温先服　萎蕤　麻黄　白薇　甘草　羌活　川芎　石膏　菊花　青木香　杏仁

柴胡桂枝湯　風温未愈次服　即小柴胡湯合桂枝湯

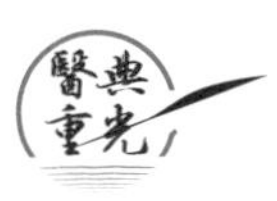

知母葛根湯　風溫汗後身猶灼熱　知母　葛根　石膏　甘草

升麻　黄芩　南星　防風　人参　杏仁

川芎　羌活　萎蕤　麻黄　青木香

如有汗加麻黄

瓜蔞根湯　風溫身熱汗出渴甚　瓜蔞根　青竹茹

防已黄芪湯　風溫脉弱身重汗多　漢防已　黄芪　白术

甘草　生薑　大棗

胸膈不和加芍藥　氣上衝加桂枝　寒加細辛

風多走注加麻黄薏苡烏頭　熱多赤腫加黄芩

寒多掣痛加官桂薑附　濕多重着加茯苓蒼术乾薑　中氣堅滿癃閉加陳皮紫蘇梗枳殼　甚者加葶藶　風溫慎不可大汗大汗之則譫語燥擾目亂無睛亦用此湯隨證治之

辯風濕　方前有者不録

風濕者先因中濕而又傷於風也其脉浮虛而濡外證肢體腫痛沉重不能轉側額上微汗惡寒不欲去衣大便難小便利熱至日晡而劇治宜微汗戢戢然

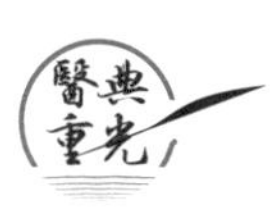

身潤則風濕皆去大汗之風氣雖去而濕氣仍在是
其治也

麻黄杏仁湯　風濕表劑　麻黄　薏苡仁　甘草　杏仁

防已湯　風濕脉浮身重自汗　防已　黄芪　白朮　甘草　生薑

風多走注加麻黄薏苡烏頭　濕多重著加茯苓
蒼朮乾薑倍防已

五苓散　風濕身痛口渴小便不利　身黄加茵陳

朮附湯　風濕外不熱内不渴小便自利　或大小

便俱利身無黃　生薑三兩　炙甘草二兩　白术去芦四兩　附子去皮一枚　大棗十二枚劈　適寒溫服一升

甘草附子湯　風濕小便不利大便反快　炙甘草二兩　附子去皮臍二枚　白术去芦二兩　桂枝去皮四兩

杏仁湯　風濕身腫痛微喘惡風　桂枝　杏仁　麻黃　天門冬　芍藥　生薑

小建中湯　風濕身痛鼻塞　桂枝去皮二兩　炙甘草三兩　大棗十二枚劈　芍藥六兩　生薑三兩　內加黃芩　先煎六升去滓後入膠飴一升

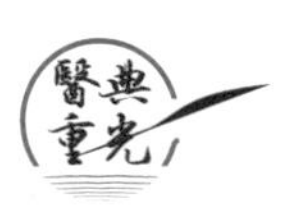

辯濕温

人素傷于濕又中於暑是為濕温其脉寸濡而弱尺小而急外證胸腹滿目痛壯熱妄語自汗兩脛疼倦怠惡寒治在太陰少陰二經濕温慎不可汗汗之使人不能言耳聾不知痛處身青面色變名曰重暍必死

茯苓白术湯　濕温通用

茯苓　乾薑　白术　甘草　桂枝

辯風痓　方前有者不録

太陽中風重感於寒發熱畏寒無汗開目仰卧燥渴脉浮緊而數名剛痓先中於風重感於濕自汗不惡寒閉目合面四肢不收口中和脉沉細而濇名柔痓夫二痓皆有搐搦反張口禁咬齒等證但剛痓手足抽掣極熊駭人柔痓四肢不收時或發作耳凡傷風頭痛常自汗出而嘔若汗之必發痓大發濕家汗亦作痓新產血虛汗出當風亦成痓文新產婦人血虛汗出傷風亦致痓痓一作痙痙者乃強直之義也若

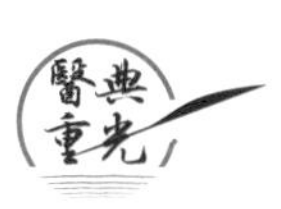

脉浮緩可治或沉弦遲澁或緊急或散于指外皆死

又有譫語發熱口禁咬牙露眼搖頭搐搦反張足攣急卧不着席腹滿大便閉項強如結胸狀者亦名剛痓　又有如結胷狀腹內實大便鞕時或咬牙昏暈而死良久復甦如柔痓狀非真痓也因內實極而致耳二證皆用大承氣湯大下之邪熱一去其病立愈

小續命湯　剛柔二痓通用

防已　桂心　黄芩

白芍　杏仁去皮尖

炒　炙甘草　附子炮七次去皮臍　川芎
麻黄去節　人參去芦各一錢四分　防風
去芦二錢　生薑五片
大棗一枚去核

剛痓熱多者去附子　柔痓汗多者去麻黄　無熱但寒者去黄芩

羌活八珍湯　産後血虚病痓

羌活　人參
白术　白茯
川芎　當歸　白芍　熟地　甘草
防風　生薑　麻黄　大棗

辯中暍中暑

中暍者，俗云中暑也，非經言太陽中熱也。蓋暑傷心

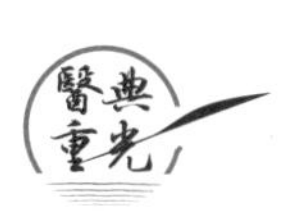

而不傷太陽其症發熱雖與傷寒相似而不壯熱身不疼面垢自汗煩燥大渴毛聳背微惡寒昏倦其脉虛熱病脉盛故曰中暍易老云動而得之為中暍靜而得之為中暑甲乙經云脉盛身寒得之傷寒脉虛身熱得之傷暑蓋寒傷形而不傷氣所以脉盛熱傷氣而不傷形所以脉虛以脉證別之中暍與中暑雖同一源流而治中暍與治中暑大不同法

中暍即傷暑暑風治宜驅暑詳見暑門故此不錄治法

中暑者，俗云中暍也。正經言太陽中熱也。人因暑氣酷熱，避暑於清涼大廈之中，冷氣襲人，不自知覺，寒邪久入，觸暑而發。正靜而得之，是暑氣輕而寒氣重，熱傷太陽者也。其候頭重身熱，四肢拘急，面黲嘔吐，身熱汗出，不惡風寒，或惡風寒，身不疼或疼，其脉浮緩或緊。脉證類乎傷寒，而治亦用傷寒表散之藥，不可因其病發於暑而槩以中暍之凉劑治之也。即傷寒特別而名之為中暑，又名中熱，非二也。治亦同法，當於傷寒劑中隨證酌用，故亦不詳治法。

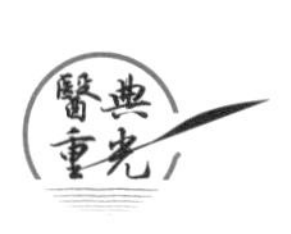

辯傷風見寒　方前有者不錄

傷風見寒者其人先傷于風重感於寒榮衛並傷外證惡風發熱手足微温更多煩燥脉當浮而緩今反浮而緊者此傷風見寒脉也宜大青龍湯觀此脉似桂枝而反無汗病似麻黄而反煩燥者可服若不煩燥者不可服此方峻險慎勿輕用若脉浮緩而有汗者用桂枝湯若脉浮緊不煩燥者用麻黄湯

大青龍湯

麻黄去節六兩先煮去沫后入桂枝去皮二兩　炙甘草二兩　杏仁去皮

尖四十個　生薑三兩切　石膏如鷄子大　大棗十二枚　取微汗

方前有不録

辯傷寒見風

傷寒見風者其人初感于寒續中於風以其外證寒多熱少不煩手足微厥脉當浮而緊今反浮而緩者此傷寒見風脉也乃榮衛之證並見不可發汗不宜實表若煩燥者當與大青龍湯若不煩燥者只用杜枝麻黄各半湯　傷風見寒傷寒見風二症輕者並詳于感寒　宜細考之

辯夾食傷寒

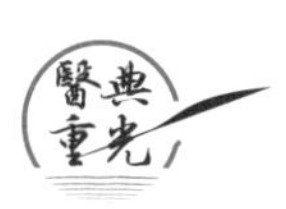

夾食傷寒者其人脾胃素虚因傷于食復感於寒以致發熱惡寒頭痛口渴心腹脹滿不快或痛或嘔吐其證與傷寒相似但身不疼脉當人迎平和氣口緊盛今左浮而右緊盛者此夾食傷寒脉也宜汗與五積散如食在上脘不化胸滿嘔吐者用瓜蒂散或鹽湯探吐之若表解後而熱未除口渴心腹脹痛大便閉者用大柴胡湯量虚實下之

五積散　蒼术去粗皮二十四兩　桔梗去芦十二兩　陳皮去白　麻黄去根節　枳殼去

悵麩炒各六兩　厚朴去粗皮姜汁炒
乾薑炙各四兩　白芷　川芎　炙甘草
茯苓　肉桂去皮　芍藥　當歸各三兩
半夏湯泡七次二兩　生薑　葱白

夏月除乾薑官桂加黃蓮　天氣暄熱或春分後雖無汗去麻黃用紫蘇葉　腹脹滿不快或大便不去並加山查神麯枳實　潮熱去乾薑加黃芩肌熱去乾薑加柴胡乾葛　身痛加羌活

論傷寒可汗不可汗

傷寒脈浮惡寒頭疼身痛項脊強或拘急此邪氣在

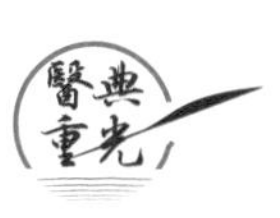

表皆可汗　○衂血亡血淋瀝脉弱風溫濕溫乾喉閉瘡瘍虛損左右上下動氣此皆犯逆故不可汗

論傷寒可下不可下

傷寒脉實潮熱譫語煩燥腹滿而痛大便燥結此邪氣入裏皆可下　○脉浮惡寒咽中腫閉脉細嘔吐結胸脉浮身難轉側失氣諸虛厥逆左右上下動氣此皆犯逆故不可下

論傷寒急下急溫　方前有不錄

陽明胃土汗多熱盛則津液内竭宜急下之以存胃
汁○少陰腎水邪熱入臟流於腎經則咽路焦口燥
渴宜急下之以存腎汁○少陰病六七日腹脹不大
便○少陰病自利純青水心下硬痛口燥咽乾○傷
寒壯熱不解腹滿痛○傷寒六七日目中不了了無
表裏證大便難身微熱○已上六條皆宜急下俱用
大承氣湯　○少陰證脉沉厥逆○少陰證膈上有
寒飲乾嘔脉沉不可吐○已上二條皆宜急温以回

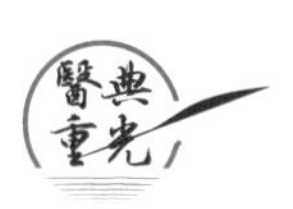

陽俱用四逆湯

論傷寒禁汗禁吐禁下禁凉禁補　方現前

傷寒尺脉弱而無力禁汗下○寸脉弱而無力禁吐○少陽膽經見證耳聾脇痛寒熱嘔口苦脉弦數禁汗吐下○已上三條俱用小柴胡湯和解　○傷寒吐蛔身雖大熱禁用凉藥犯之死盖胃中寒則蛔上出急用炮乾薑理中湯加烏梅二個花椒數粒服後蛔定却以小柴胡湯退熱　○傷寒渴欲飲水不可

不與又不可多與故禁多飲多飲則為喘為咳為噎為噦為腫為癃為下利　○渴證無汗禁白虎湯○汗多渴禁五苓散○渴為胃腑病禁半夏　○傷寒汗後津液走胃中乾與陽明病汗多者俱禁利小便恐重走津液也　○傷寒為病邪氣盛禁補○中暍之證皆傷氣禁表

論傷寒汗後發熱

傷寒一二日發汗後仍身熱頭痛項強外證尚在切

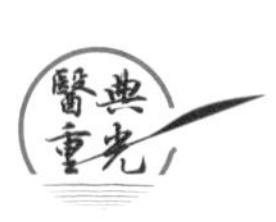

不可便作汗後不解以為危證斷之須分邪氣表裏之未盡或表裏之中停或為陽虛若表邪未盡宜汗汗之裏證即具可議下之其在半表半裏者和解之陽虛者隨其證而溫補之此大法也惟大汗後熱愈盛脉燥疾者名陰陽交交者死

論傷寒下後發熱　方前有者不録

傷寒五六日大下後身熱不退胸中滿實腹中脹痛裏證悉存切不可歸咎於下遽用補藥以助熱正猶

袍薪救焚贈刃與賊必變為死證須分邪氣之未盡或傳經日數之未至或醫誤以丸藥下之致留餘熱之未去或果血為陰傷若藥力欠到宜用小承氣其丸藥誤投宜用梔子乾薑湯其人頭汗懊憹心中結痛宜用梔子豉湯若血傷脉濇宜用葶藶苦酒此大法也

小承氣湯

川大黃四兩　枳實大者三枚炙　厚朴去皮姜汁炒二兩

本方治上焦傷者有痞滿實而無燥堅　活人大

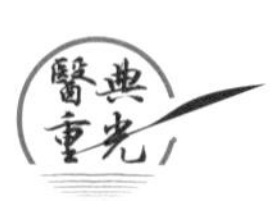

全云裏證脉浮宜緩下者用此湯　肝之裏證見加柴胡連翹　心之裏證見加赤茯木通　脾之裏證見加葛根山梔子炒　肺之裏證見加連翹黄芩　腎之裏證見加滑石黄栢

梔子乾薑湯　梔子十四枚　乾薑二両　得吐者止後服

梔子豉湯　梔子十四枚擘　香豉合綿裹　得吐者止後服　先煮梔子後入豉

論傷寒有必先審之證　方前有者不録

先觀氣色○面戴陽者下虚也○面慘不光者傷寒

也。〇面光不慘若傷風也〇面如錦紋陽毒也〇面上下黑下白唇口生瘡狐惑也

次觀兩目〇目赤陽毒加之脉來洪大有力外證口燥渴大便實宜大承氣湯〇目黄疸病加之脉来沉實有力外證溺赤澁小腹脹滿宜茵陳湯

再看舌胎〇胎白滑身熱邪未入裏宜小柴胡湯〇白胎滿舌甚厚内臟閉結者乃邪熱欝於五臟難治宜黄蓮解毒湯合凉膈散〇滿舌胎淡白滑脉沉細

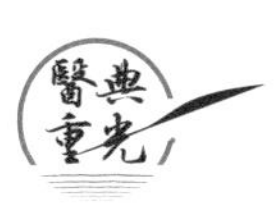

遲身熱不渴不煩燥小便清大便利腹痛嘔逆靜睡此陰證宜附子理中湯○胎白吐痰稠粘其人獨語煩熱遺尿遺糞者脉短促者俱死治宜消痰鎮神十救其一名痰厥舌○白胎漸黄澁者宜黄蓮解毒湯兼惡寒者五苓散合三一承氣湯○胎如鵞黄者此由失汗表邪入裏宜雙解散合黄蓮解毒湯兩除表裏之熱○黄胎滿舌甚厚燥澁乃邪熱聚於胃腑宜調胃承氣湯厲者用人參白虎湯○胎黄而黑點亂

生者其人必渴譫語脉滑者生脉濇者死循衣摸床者死宜大承氣湯下見黑糞者亦死○胎黄中央一條大黑至尖者熱毒已深死惡寒甚者亦死不惡寒而下利者可治宜調胃承氣湯○胎厌色滿舌不惡寒脉浮者宜三一承氣湯惡風寒者宜雙解散合黄連解毒湯下見黑糞者死○胎厌色而舌根上間有黑點脉實宜下脉浮詐渴宜人參白虎湯凉膈散○胎如淡黑塗舌舌又冷滑口氣冷而促脉息沉而微

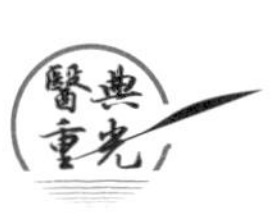

此無根之火遊於上陰症宜附子理中湯四逆湯○
滿舌純黑焦枯如刺沿弦無空此腎水刑於心火死
沿弦有紅潤十有一生○舌弦紅中心黑如表邪未
解宜雙解散合黃蓮解毒湯若表證罷又宜急下○
沿弦淡紅中心淡黑其人惡風宜冲和湯不解宜大
柴胡湯若結胷煩燥目直視者不治非結胸者可治
○胎白而舌根黑者其人必身痛惡寒發渴身痛不
甚宜五苓散自汗而渴宜白虎湯下利宜黃蓮解毒

湯合凉膈散〇舌弦黑中心黄表證未解宜小柴胡湯合天水散脉沉實者宜大柴胡湯〇舌根黑尖黄中紅脉實者用防風通聖散若惡風寒宜和解散下利者宜黄連解毒湯〇舌色淡紅中心白胎滑者邪入裏宜小柴胡湯〇舌色純紅乃瘟疫舌熱蓄於内不問何經用透頂散吹之服黄蓮解毒湯加人中黄〇舌色紅赤而強硬或大此心火旺故舌本強宜三黄瀉心湯刺舌根二紫脉出血〇舌紅色中有小星

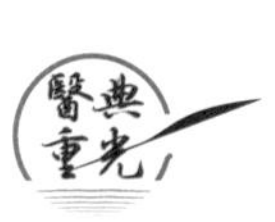

點乃熱毒乘虛入胃蓄熱發斑用化斑湯尋服陽毒升麻湯〇舌紅色中有大紅星點乃君火熾而傳之于土必将發黄用茵陳湯或五苓散〇舌紅色中有深紅點如虫蝕之狀乃熱毒熾盛宜防風通聖散〇舌淡紅色中有一紅暈沿弦皆純黑乃毒熱移於心胞絡火邪亢極宜小承氣湯〇舌紅色中有黑紋二三條如環形舌尖純紅乃陰毒蘊於肝經肝主筋故舌見黑系其人身熱口不渴用理中湯四逆湯〇舌

二百卆七

紅色中有黑胎形如小舌是邪熱結於裏君火熾盛反兼水化用凉膈散有微熱用大柴胡湯○舌紅色中有乾硬黑色形小長有刺乃熱毒燔盛堅結大腸金受火制不能平木宜調胃承氣湯○舌根右白胎餘本色舌其人寒熱病在半表半裏宜小柴胡湯○舌根左白胎滑餘本色舌此邪入五臟而臟結虚甚之證死

終審胸腹○將手按病人心胸直巡歷至小腹有無

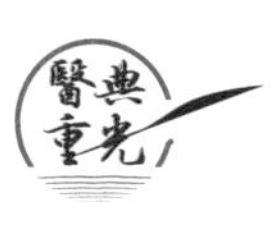

痛處○按之心下硬痛手不可近其人燥渴譫語大便實脉沉實為結胸用大陷胸湯加枳梗量人元氣虚實用劑○按之心胸滿悶不痛乃邪氣填於胸中病在表未入於腑用小柴胡湯加桔梗以治悶如未效本方對小陷胸湯○按之心下脹滿不痛是痞滿宜瀉心湯加枳梗○按之小腹痛小便自利大便黑或身黄譫妄燥渴脉沉實者為蓄血用桃仁承氣湯○按之小腹脹滿不硬痛小便不利者為有水用五

苓散然不可太利恐亡津液○按之小腹遶臍硬痛渴而小便短赤大便實者為有燥糞用大承氣湯

最後問證○問大小二便通利若何○病得之何日○初患何病○今身有何痛苦○服過何藥○飲食起居若何細詢數者務使脉證相對庶下藥無差

黃連解毒湯　黃連　黃栢　黃芩　黃梔子

凉膈散　連翹　梔子　川大黃　黃芩　薄荷葉　朴硝　甘草　淡竹葉　煎熱去滓入蜜

三一承氣湯　川大黃　芒硝　厚朴　枳實　甘草　生薑

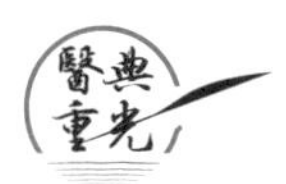

防風通聖散　川芎　當歸　防風　芒硝　芍藥
薄荷　麻黄　大黄　桔梗　連翹
石膏　黄芩　荊芥　白术　滑石
甘草　梔子　生薑　涎嗽加半夏

天水散　白滑石六两　炙甘草一两　為末温湯
入蜜調下　煩熱新汲水下　又名益元散

雙解散　即防風通聖散正方煎熟去滓
上碗調天水散服　便是

冲和湯　蒼术　荊芥
甘草

和解散　陳皮　厚朴　藁本　桔梗
甘草　蒼术　生薑　大棗

透頂散　黄柏　黄連　薄荷　芒硝　青黛各等
分為細末入冰片少許和勻吹舌上

三黄瀉心湯　川大黄　黄連　黄芩　用百沸湯
一盞浸之以物蓋定候一飲久稍冷

去滓頓温方服

大陷胸湯

先煮川大黄六两去滓　次入芒硝一沸　後入甘遂末一錢

小陷胸湯

先煮瓜蔞實大者一個去滓　次入黄蓮去鬚一两　半夏泡半斤

瀉心湯

半夏泡半斤　黄芩　乾薑　人参各三两　黄蓮去芦一两　大棗十二枚　炙甘草三两

加枳殼桔梗

桃仁承氣湯

桃仁去皮尖五十枚　桂枝去皮二两　川大黄四两　炙甘草二两

先煮四味去滓　後入芒硝二两更上火微沸下火先食温服

論傷寒有必死之證

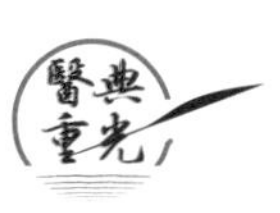

傷寒死證一一須明生死不明將何投劑○陽證見陰脉○陰陽俱虚大熱不止○汗下後復大熱脉燥亂○惡寒踡卧而足厥冷更煎煩燥而脉不出○熱病當汗服麻黄湯發汗不出○發少陽汗連厥陰血○發左右上下動氣汗○發風濕汗○發陰陽毒汗○大發濕家汗成痓熱而痓○發熱發少陽汗譫語○發風温汗為重暍○發汗不為汗衰名陰陽交○傷寒七八日大發熱汗出不止如貫珠為本氣衰○

一百九十

柔汗為冷汗身目黃乃脾氣絶○噦而腹滿不尿頭汗目瞪脉散○濕家誤下額上汗出而喘小便難大便利○欬逆脉散○欬逆不止○結胸證悉具煩燥○素有痞氣今因寒邪邪與積合外證如結胸狀時時下利舌生白胎臍痛引陰筋為臟結○發厥肌冷煩燥為臟厥○下利譫語目直視○下利厥冷煩燥○下利發熱不止○下利厥而自汗○下利厥逆無脉灸之不温脉之不至○下利一日十數行脉實○

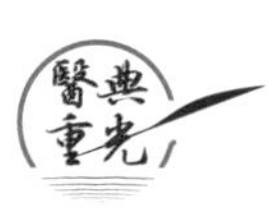

少陽與陽明合病下利脉長大名曰負○少陰病下利止而時時自冒○少陰吐利煩燥四逆○往言不食○舌卷囊縮○舌胎色黑焦枯如刺○赤斑五生五死○黑斑十死一生○厥利本不能食反能食爲除中○目亂無神氣目無精○瘈瘲眼反汗出不流○爪甲青為陽衰○唇吻反青肝絶○環口黧黑脉絶○直視摇頭心絶○面黑遺尿腎絶○聲如鼻鼾肺絶○身體如殭為正氣脫○喘而不休邪氣勝○

一百九十一

水漿不下胃氣絶○形體不仁榮衛不行○乍靜乍亂○循衣摸床喘而不休爲衛氣絶○陰陽易病男子卵縮入腹婦人痛引陰中手足拘急舌吐出而脉離經○兩感傷寒○凡此諸證有之者死無之者生

生死難明脉證可審

論傷寒見證識病治法　方前有者不録

寒之傷人從表入裏自裏達外察外證知内病病分表裏虛實寒熱藥用汗吐下溫補清涼識病情精藥

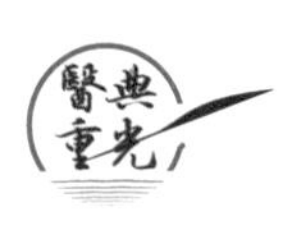

性斯可以入仲景之門墻

發熱者邪氣勝也〇翕翕發熱脉浮邪在表宜汗〇蒸蒸發熱脉沉實邪在裏宜下〇表熱未罷邪氣傳裏表未作實表裏俱熱脉必弦數宜和解宜分利

頭痛項強者多屬太陽而不專主於太陽也〇頭痛項強惡風寒脉浮屬表當汗若頭痛不惡寒反惡熱脉實屬裏當下〇結胸項強亦宜下大陷胸湯〇厥

陰頭痛則宜温補吳茱萸湯○濕家頭痛鼻塞用瓜蒂散搐鼻以去水○痰涎頭痛胸滿寒熱宜服瓜蒂散吐之

頭揺者裏病也

頭重者裏虚併入濕也

頭汗者邪摶諸陽而汗出也頭為諸陽之首○頭有汗不可再汗宜和解○濕家頭汗身黄宜淡滲○蓄血頭汗大便黑堅宜下

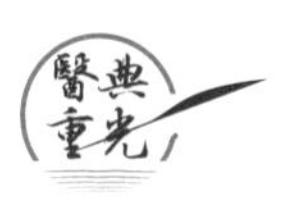

身痛頭疼發熱惡風寒脉浮邪在表宜汗○發熱面赤大便閉渾身痛脉沉實邪在裏宜下或尭仁承氣湯○汗後身痛脉沉遲裏虛宜桂枝芍藥人參湯內加人參白朮○下利身如被扶脉沉緩裏虛名陰毒宜四逆湯○身重痛者風也葛根湯○遍身痛多眠或微腫難轉者風濕也宜微汗

身如蟲行表虛也

背惡寒口中和陰勝寒也附子湯○背惡寒口乾燥陽

一百九十三

勝熱也白虎湯

發熱惡寒脉浮緊陽也宜汗〇無熱惡寒脉沉遲陰也宜温四逆湯

初病發熱惡風脉浮緩表虚也有汗用桂枝湯〇汗後衛虚惡風脉浮弦陽亡也桂枝湯加朮附〇汗出惡風短氣而身微腫者風濕也甘草附子湯

四肢者諸陽之本也發汗亡陽陽虚而手足拘急屈伸不便也〇漏汗不止手足拘急惡風脉浮桂枝

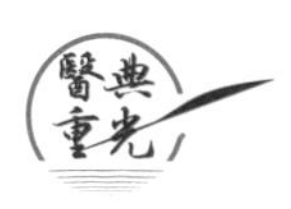

湯合附子湯○自汗脉浮心煩惡寒而足攣拳急

者芍藥甘草湯

芍藥甘草湯

又手冒心者因汗多而血虛也

指頭微寒者謂之清微虛寒也

手足冷者為四逆間有時溫若厥者冷而不復溫也

四逆屬陽厥而厥正陰厥也○陽厥者自熱而溫

自溫而厥乃傳經之邪故雖冷而時溫宜和解宜

下不可用温也和解四逆散下承氣湯○陰厥者初得病便厥或初雖熱而不甚乃陰經受邪陽不足而陰有餘故冷過乎肘膝而不復温宜急温之不宜和解也輕則理中湯重則四逆湯

寒熱者因陰陽相争故寒熱乍往乍來而間作也陽不足而陰邪勝則寒陰不足而陽邪勝則熱又邪居表多則多寒邪居裏多則多熱邪在半表半裏則寒熱相半俱宜小柴胡湯寒多加桂熱多加大

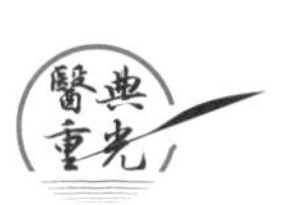

黄

似瘧者寒熱作止有時似瘧而非瘧也○一日二三度發脉浮洪屬表桂枝湯○日晡發煩熱汗出脉浮桂枝湯脉實承氣湯○熱多寒少尺脉遅小建中湯尺不遅小柴胡湯○身熱無寒骨節痠疼時嘔者濕瘧也五苓散有渴小柴胡湯去半夏加瓜蔞根

潮熱者胃腑實熱而有燥糞故一日一發日晡而作

也宜下若熱而不潮大便不實表證仍在而脉浮者邪在經也未可下候大便硬而燥渴譫語者方急下之用大承氣湯

無汗者邪氣實也以散邪為主不拘日數多少但有一二表證而脉浮緊者即宜發汗若血虛而難作汗者脉必弱宜黄芪建中湯合术附湯

黄芪建中湯

黄芪蜜炙　肉桂　白芍　甘草炙　生姜　大棗　煎熟入餳入餳少許向火上頓溶溫服　有微溏或嘔不用餳　一方自汗者加浮小麥一撮炒

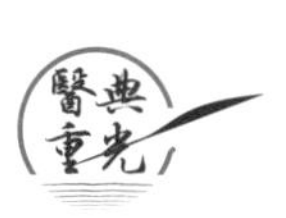

自汗者為衛氣踈也然亦有虚有實○惡風寒自汗

表虚桂枝湯○不惡風寒自汗裏實承氣湯○

盗汗者膽腑有熱不可與雜病血虚同治也宜以小

柴胡湯加减調之

手足汗出有燥糞譫語宜下大承氣湯○手足汗出

而水谷不分宜温理中湯

病人煩熱汗出則解故發汗後解半日許復煩熱脉

浮緊是表邪未盡也可用桂枝湯再進取微汗

煩者擾亂陽實陰虚心熱也燥者憤怒陰實陽虚腎熱也煩則熱輕燥則熱重○中風不得汗煩燥邪在表麻黄湯○大便閉遶臍痛煩燥邪在裏大承氣湯○陽微發汗煩燥與大下後復發汗晝煩燥夜安静身無熱脉沉微者宜温乾薑附子湯

乾薑附子湯

乾薑一兩　附子一枚生用去皮尖

懊憹者一云胃虚也實因表證誤下陽邪陷於心胸故欝悶不舒也○汗吐下後虚煩懊憹與夫短氣

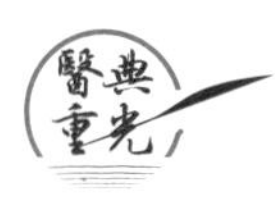

煩燥懊憹俱用梔子豉湯○陽明病下後懊憹而煩是熱結於胃腑必有燥糞宜承氣湯○身無汗小便不利懊憹者後必發黄宜茵陳湯

咳嗽者邪干肺也○發熱頭疼咳嗽無汗喘急脉浮緊屬表麻黄杏仁細辛湯自汗惡風脉浮緩本方去麻黄加桂枝芍藥○身無熱咳嗽微利心下滿引脇痛屬裏十棗湯○邪在半表半裏咳嗽脇痛往來寒熱小柴胡湯去大棗人參加北五味乾薑

一百九十七

○咳而嘔胸滿喘急者寒痰也大半夏湯

麻黄杏仁細辛湯　麻黄去節　桔梗　前胡　黄芩　陳皮　半夏　杏仁　細辛　防風　甘草　生薑　表熱加柴胡　口渴加天花粉　胸滿加枳殼　喘急加瓜蔞仁　夏月去麻黄　換紫蘇葉

十棗湯　芫花　甘遂　大戟各爲末和合　先煎大棗十枚去滓後入末强人一錢　弱人五分　下利後糜粥自養　病不除者明日更服加五分

大半夏湯　半夏　生薑　陳皮　枳殼

喘者表邪也而間有虚○喘惡寒無汗心腹痛而不

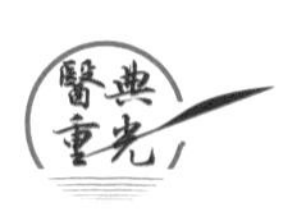

堅屬表麻黃湯○喘而心腹脹滿有汗不惡寒譫語屬裏大陷胸湯○心下怔忡咳而微喘者水氣小青龍湯去麻黃加杏仁○喘促手足厥逆脈伏五味子湯○下後喘急目反脈微獨參湯 二證服補喘定者生不定者死○凡治喘須兼理痰必用生薑汁竹瀝

小青龍湯 麻黃去節三兩先煑去沫 芍藥 乾薑 炙甘草 細辛 桂枝去皮各三兩 半夏泡半升 五味子半升 俱後入同煎

獨參湯　上黨人參五錢甚者一兩　水一钟半煎至半作服

口乾者有口欲漱水而不欲嚥也因表證誤下寒停於上焦而熱在丹田也熱則欲飲而寒不能飲當隨證而議和解議下

口渴者邪熱聚於胃腑津液耗而渴也○無汗而渴脉浮屬表小青龍湯去半夏加天花粉○便實而渴脉沉實屬裏大承氣湯○口不燥咽不乾而渴脉沉微屬虚寒宜温

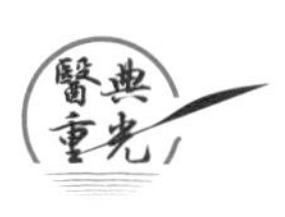

嘔吐多屬虛寒而間有熱有水也〇嘔吐虛煩脉沉細者虛也輕則大橘皮湯重則真武湯或去附子加生薑一〇嘔不止心下欝欝微煩胸腹滿大便閉者邪熱内實火氣上逆也大柴胡湯〇嘔吐下利者太陽少陽合病也黄芩半夏生薑湯〇不下利而嘔吐者太陽陽明合病也葛根加半夏湯〇三陽發熱而嘔者俱用小柴胡湯〇腹中痛欲嘔吐者胸中有熱胃中有邪氣也黄蓮湯去甘草大棗加生姜

汁〇似嘔不嘔似喘不喘似噦不噦徹心憒憒然無奈者痰也半夏泡五錢水一升半煎至半升去滓納生姜汁一合和匀緩緩服〇先渴後嘔者水停心下赤茯苓湯〇渴欲飲水水入即吐者為水逆五苓散〇先嘔後渴者為欲解猪苓湯〇發汗後水藥不入與穀氣入口即吐者俱為逆並用小半夏湯〇凡嘔家藥切忌甘味治嘔必須姜汁徐徐呷下尋用生薑嚼之若藥頓服則資壅以其氣

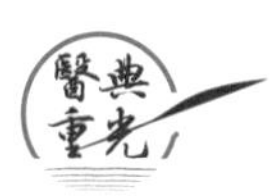

結迫

黄芩半夏生姜湯　黄芩三兩　炙甘草二兩　芍藥六兩　大棗十二枚擘　半夏泡半升　生姜三兩

葛根加半夏湯　葛根四兩　麻黄去節湯泡六黄汁焙乾秤三兩先煎二味去滓後入炙甘草　芍藥　桂枝去皮各二兩　生姜三兩　半夏泡半升　大棗十二枚擘

黄蓮湯　黄蓮三兩　炙甘草　人參去芦二兩　乾姜　桂枝去皮各　半夏泡半升　大棗十二枚

二百

赤茯苓湯　赤茯苓　陳皮　人參　川芎　白术　半夏　生姜去滓入姜汁

猪苓湯　猪苓　茯苓　滑石　澤瀉　先煎去滓　后入阿膠烊消

小半夏湯　半夏　生姜

乾嘔者熱在胃脘氣逆空嘔而無物也○汗出乾嘔脉浮桂枝湯○下利乾嘔脉微白通湯○惡寒乾嘔脉微欲絶四逆湯○吐痰涎乾嘔吴茱萸湯○身熱自利糞水黄赤口渴乾嘔熱也用黄芩三兩芍藥六兩竹茹十丸半夏五錢煎熟去滓入生姜

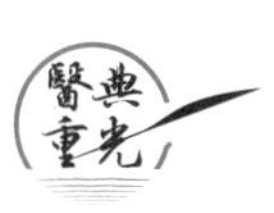

汁和勻服

噦病甚於乾嘔也其人胃氣本虛復汗下太過或恣飲冷水水寒相搏而成者宜用溫散或熱氣壅鬱上下不通而成者宜用和解疏利〇噦而腹痛大便閉先用半夏生薑湯次用小承氣湯〇噦而小便不利猪苓湯〇噦若不止用橘皮乾姜湯〇温病壯熱暴飲冷水而噦用茅根乾葛湯

半夏生薑湯 半夏泡 生姜

橘皮乾薑湯　陳皮　乾姜　通草　人參

茅根乾葛湯　茅根　乾葛　陳皮　生姜　黄芩　半夏　赤茯苓

欬逆者俗云乞忒也纔發聲於咽喉則遽止軋軋然連續數聲短促不長古以噦為欬逆非也噦與乾嘔無異比之乞忒大有逕庭矣○有吐後中氣不足發呃而脉虛微宜補中主脉湯○有當下失下發呃便堅而脉沉實宜大承氣湯○發呃便軟脉來無力宜瀉心湯○飲水太過成水結胸而發呃

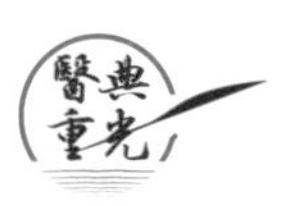

宜小陷胸湯或小青龍湯去麻黄加附子以温散之○傳經傷寒熱病也誤處用薑附助起火邪而發呃者宜黄連解毒湯或白虎湯并竹瀝○若欬逆不止宜灸期門穴在乳下男左女右取○凡人無病而欬逆時發時止者氣逆也仰觀即愈呃甚而又不止者是腎不納氣虚極也死

補中生脉湯　黄芪　人参　甘草　白术　當歸身　黄柏　陳皮　五味子　麥門冬　生姜　大棗

虚甚加附子去黄柏

二百第二

氣逆者氣自腹中時逆上衝也〇有因表證誤下裏不受邪而氣逆者邪仍在表宜桂枝湯〇客熱在裏而氣逆者大柴胡湯〇久病虛羸少氣氣逆欲吐者竹葉石羔湯〇素有動氣因發汗而氣逆者李根湯

竹葉石羔湯

淡竹葉二把　石膏一斤　半夏泡半升　麥門冬去心一升　人參去芦三兩　炙甘草二兩　先煎六味去滓入粳米半升同煮米熟為度

李根湯

半夏　當歸　茯苓　芍藥　黄芩　甘草　桂枝　甘李根白皮

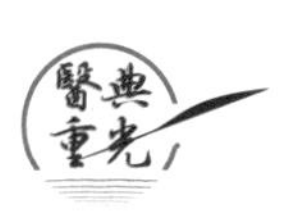

短氣者呼吸不相接續也〇短氣心腹脹滿邪在裏

承氣湯〇短氣心腹濡滿邪在表桂枝湯〇表證

誤下短氣懊憹煩燥者結胸也大陷胸湯〇汗出

短氣惡風者微邪在表甘草附子湯〇食少飲多

水停心下短氣者小半夏湯

坐而伏者短氣也

結胸者病當汗而誤下也〇大結胸不按自痛痛連

臍腹手不可近大陷胸湯〇小結胸按之方痛心

下硬小陷胸湯○熱結胸懊憹煩悶心下痛少與大陷胸湯○寒結胸懊憹滿悶身無熱三物白湯○水結胸心怔忡頭汗出用小半夏赤茯苓二味水煎入生薑汁和服○若未經下而飽悶者非結胸也痞也即經下而成結胸若脉浮大者表邪猶在也勿議再下

三物白湯

貝母泡去心　桔梗去芦各七錢伍分　巴豆去殼一錢另研　右為末內巴豆和勻以白湯和服強人五分弱人減之病在上必吐在下必利不利進熱粥一碗

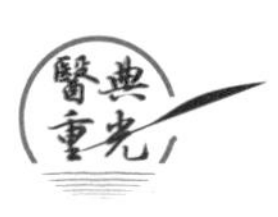

利過進冷粥一碗　吐利後或汗出已

若腹中痛與芍藥一兩煎服

痞者病當汗而誤下也若表證未罷不可再下但宜小柴胡湯加枳殼桔梗以開之○下後協熱自利心下痞硬者桂枝人參湯○痞滿惡寒汗出者附子瀉心湯服後小便不利者五苓散○表未解而心下妨悶者曰支結柴胡桂枝湯

桂枝人參湯

桂枝去皮四兩　炙甘草四兩　白朮去芦　人參去芦　乾姜各三兩　先煎四味去滓後入桂枝同煑

附子瀉心湯 川大黄二兩 黄連去鬚 黄芩各一兩 附子泡去皮臍尖，用一枝另煮去滓 餘三味不煎，但用百沸湯二升浸之，須臾絞去滓，入附子湯，分温服

柴胡桂枝湯 桂枝去皮 黄芩 人參去芦，各兩半 炙甘草一兩 半夏泡，二合半 芍藥 生姜各兩半 柴胡四兩 大棗六枚

胸膈滿者，非心下滿，乃胸膈氣塞滿悶也。凡邪傳裏，必先胸至心腹及胃，是以胸滿多帶表證，但宜微汗而解。若胸中痰涎盛者，宜瓜蒂散之類以湧之。惟胸中實結燥渴，大便秘者，宜大陷胸湯之類下

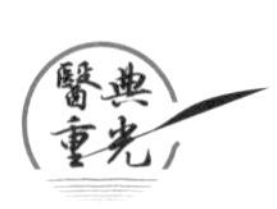

以平之

脇者少陽部分而脇痛乃少陽之症其用小柴胡湯和解者治膽腑病正法也兼有雜症治則不然○表有水脇痛發熱喘咳用小青龍湯○裏有水脇痛身涼乾嘔用十棗湯此湯峻嶮宜慎用之○內有蓄血脇下刺痛大便黑用桃仁承氣湯○內有食積心下實滿連於左脇難以側卧大便澁而痛用大柴胡湯加瓜蔞青皮

腹痛者邪正相搏而痛也〇陽邪傳裏而痛則痛甚而有時用小建中湯和之〇陰寒在内而痛則痛緩無休止常欲作利用附子理中湯温之〇腹中痛欲嘔吐者上熱下寒也黄連湯〇腹中痛腸鳴泄利寸脉濇尺脉弦者先與小建中湯不瘥與小柴胡湯去黄芩加芍藥〇腹痛而小便不利者水氣也用真武湯〇邪熱内實口燥咽乾下利清水心腹硬痛或因宿食因燥糞以致腹脹滿堅痛煩

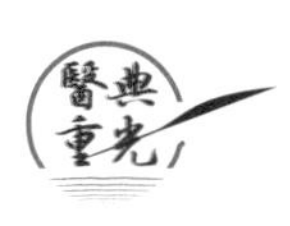

燥不大便者並用大承氣湯○表證誤下因而腹滿時痛有表有裏用桂枝湯倍芍藥痛甚桂枝湯加大黄○或下後心煩腹滿腹痛梔子厚朴湯○吐後腹脹滿而痛調胃承氣湯○汗後腹脹滿而痛厚朴半夏甘草人參生薑湯

梔子厚朴湯　梔子十四枚劈　厚朴去皮薑汁炒四兩　枳實四枚去穰炒

厚朴半夏甘草人參生薑湯　厚朴去皮薑汁炒半斤　生薑半斤　半夏半斤泡　人參去芦一兩　炙甘草二兩

腹滿腹痛皆邪入太陰脾病也陽熱之邪陥内而為腹滿則口燥咽乾陰寒之邪入裏而為腹滿則吐利厥逆不食○腹滿時吐食不下不渴者枳實理中湯○心腹硬滿口燥咽乾下利清水或大便閉者大承氣湯○腹脹滿身痛下利不渴者先宜温裏四逆湯後解其表桂枝湯○吐後腹滿少與調胃承氣湯○汗後腹滿厚朴半夏甘草人參生姜湯○下後腹滿梔子豉湯

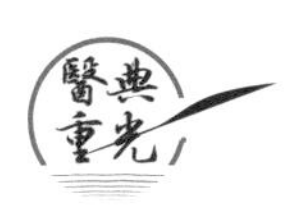

小腹滿者臍下状也○小腹急滿手不可近其人如狂小便利大便黒此下焦蓄血也桃仁承氣湯甚則抵當湯○小腹急脹按之痛小便不利手足厥冷此冷結在膀胱也宜灸關元穴在臍下三寸續與真武湯

抵當湯

水蛭三十個熬　虻虫三十個去翅熬　桃仁三十個去皮尖　川大黄酒洗三兩

右四味為末以水五升煮取三升去滓服一升不下再服

傷寒下利者正氣憊也○陽邪傳裏協熱下利糞色

黄赤稠粘口燥渴臍下熱手足温此爲腸垢或譫語或乾嘔或腹痛堅硬均爲實熱之症脉沉數有力用大承氣湯否則用大柴胡小柴胡猪苓湯和解之〇陰邪入裏挾寒下利糞色清冷淡薄口不燥渴臍下寒手足冷此爲鴨溏或肢厥或吐逆或腸鳴腹痛均爲虚寒之症脉沉遲無力或無脉並用四逆湯輕者用理中湯腹痛腸鳴小建中湯〇寒閉直中陰經熱因風邪入胃木侮脾土故令暴

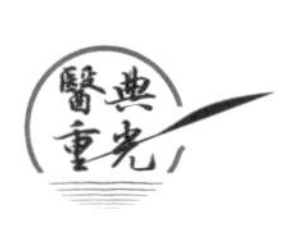

下或攻或温或固下焦或利小便隨証施治但不宜發汗耳若汗之使邪氣内攻復泄津液胃氣轉虚必成脹滿也〇傷寒下後續得下利清穀身疼痛者内虚寒也急當救裏用四逆湯清便自調急當救表用桂枝湯〇寒毒下利面色戴陽者下虚寒也附子理中湯

久利不止者腸澼也

下利膿血者熱深而毒成也〇便膿血而脉沉腹滿

痛者桃花湯〇熱毒攻胃流入大腸下利膿血者黃連阿膠湯〇下後協熱便膿血脈數者犀角地黃湯〇陽明下血譫語但頭汗出者刺期門隨其實而瀉之濈然汗出愈男子及乳頭小者以一指爲率陷中動脈是　婦人屈乳頭向下盡處是男左女右取之

桃花湯　赤石脂一斤一半全用一半篩末　乾姜一兩　粳米一升　先煮米令熟去滓内石脂末方寸匕日三服

犀角地黃湯　犀角鎊　赤芍藥　生地黃　牡丹皮

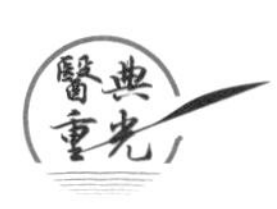

表未退加黄芩柴胡　口渴加乾葛　錯語呻吟加黄蓮　血虛加當歸　虛煩加麥門冬淡竹葉　陰虛加知母黄栢　鼻衄加梔子仁　腹脹或痛瘀血未下加紅花桃仁川大黄酒洗　少腹急痛加青皮

黄蓮阿膠湯　黄蓮　阿膠　黄柏　山梔子

腹痛加芍藥　血虛加當歸川芎　血不止加地榆　膿多與夾食加山查神麯

傷寒不大便者實熱燥糞宿食也三因俱宜通利可以三承氣湯而選用其自汗小便利大便不通者不可下為津液内竭也用蜜導法與新瘥後熱邪傷血腸胃燥澁而大便不利者勿議下也當用麻子潤腸丸

蜜導法　猪牙皂角　細辛各等分為末　先陽煉蜜如膠以綿紙撚作紙條將蜜盖在紙條上次用前末醮在蜜上　直送入穀道

麻子潤腸丸　桃仁去皮尖另研　麻子仁另研各一兩　歸尾　川大黄煨　羌

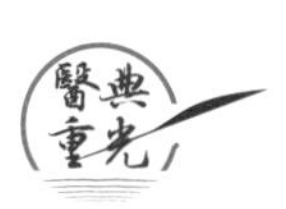

湯各五錢　為末和前二件
煉蜜為丸

小便自利者津液偏滲也

小便數者頻起而不多不快也傷寒自汗小便數雖有惡寒項強表證切不可行桂枝以其走津液也或誤服而致厥者甘草乾姜湯

甘草乾薑湯

甘草炙四兩
乾姜泡二兩

小便數而大便必難為脾約約者儉也束也約束津液不行也用脾約丸一云臟寒

脾約丸　芍藥　厚朴去皮姜汁製　大黄酒蒸一斤　麻仁另研五兩　枳實麸炒半斤　杏仁去皮尖另研
右為細末，煉蜜為丸

小便不利者，邪氣藴於下焦，甚則硬滿而痛也。○翕翕發熱，頭項痛，小便不利者，桂枝湯去桂加茯苓白术。○表未解，發熱而咳，小腹滿，小便不利者，小青龍湯去麻黄加茯苓。○引飲過多而小便不利者，脉浮五苓散，脉沉猪苓湯。○身微熱，渴，大便乍難乍易，小便不利者，大承氣湯。○傷寒有先發汗

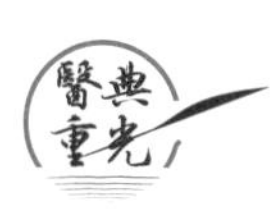

復用下遂致腹滿心煩小便不利又發寒熱者桂枝湯加乾薑若渴小柴胡湯○大病瘥後從腰已下有水氣而小便不利者牡蠣澤瀉散

牡蠣澤瀉散

牡蠣煅　澤瀉去毛　瓜蔞根　蜀漆洗去脚　葶藶炒　商陸根　炒　海藻洗去鹹　右七味異搗篩為散更入臼中治之白飲和服方寸匕若小便利止後服　日三服

小便難者邪熱濕毒湊入膀胱熱傷乎氣故小便澁滯而色黃也熱者即當逐熱行津濕者即當分水

流濕通用萬全木通散惟汗下過多津液枯涸又不可重利以竭其源必當待其自行可也〇汗出惡風四肢拘急小便難者桂枝湯加附子〇潮熱身黄不得汗小便難鼻乾脇痛者小柴胡湯去黄芩加茯苓

萬全木通散　木通去皮𥁞　滑石　車前葉各一兩　瞿麥五錢　右俱爲末每服四錢水一卞煎至半卞温服

脉血者邪熱客於膀胱移於小腸小腸爲赤腸故脉

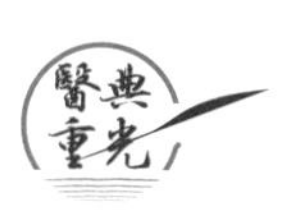

色赤而濁與血相似非真血也宜清利之用玄胡索一兩朴硝七錢五分滑石二錢生地黄一錢五分瞿麥黄柏山梔子各一錢細辛甘草各五分水煎温服

遺尿者膀胱不約也○邪熱熾盛神氣昏憒心腹堅滿大便秘結而小便自遺者為實用大承氣湯○汗下後餘熱不解陰虚火動而遺尿者為虚用補中益氣湯加黄柏知母五味子麥門冬○陰虚下

寒厥逆脉沉微而遺尿者附子湯加乾姜益智以煖其下○厥逆舌短囊縮不知人事小便自遺者吳茱萸湯倍人参加附子二錢○凡遺尿熱盛神昏内實者可治寒極脉微内虚者難治

補中益氣湯　黄芪　甘草　白朮　人参　升麻　柴胡　陳皮　當歸身　生姜　大棗

衄

血者血熱而妄行於鼻也熱雖盛而邪猶在經經曰無汗而衄脉浮緊再與麻黄湯有汗而衄脉浮

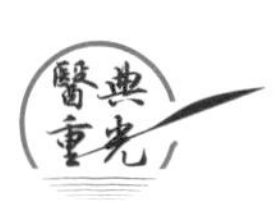

緩再與桂枝湯盖欲散經中邪氣也○又云奪血者無汗奪汗者無血衄家不可大汗汗之必額上陷傷寒衄血雖爲欲解然衄不止頭面有汗身無汗及發汗不至足者難治若衄而成流者不須服藥自解若點滴不成流者必當服藥無疑○鼻出血脉緊急而直視不能眴不眠者犀角地黄湯○鼻衄漱水不欲嚥者犀角地黄湯○衄而煩渴欲飲水水入即吐者先服五苓散次服竹葉石膏湯

○傷寒但厥無汗强發之必動其血或從耳目口鼻中出名下厥上竭爲難治當歸四逆湯○凡治衄血下一二升不止不必驚張當用綿紙摺疊數層用冷水浸濕稍濾乾却於病人項後及鼻梁兩太陽穴上搭之紙熱再浸冷再搭即止或萬用茅花一大把無花用根洗净搗碎水一升半濃煎汁服之

芍藥地黄湯　芍藥　地黄　當歸　牡丹皮

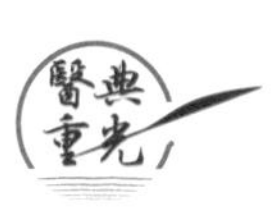

吐血者熱病當汗失汗熱入于裏而逼血從口中吐出也症屬太陽陽明二經而陽明胃腑之證居多治宜清熱解毒便血頓下可也治吐血衄血多用炒梔子者蓋梔子清胃中熱降火屈曲下利最速也然脉浮表證在者仍宜發汗脉沉遲身清凉者仍用温補又不可一槩以熱律之也○熱毒尚淺而吐血者及服桂枝湯嘔逆而吐血者並用犀角地黄湯熱盛者或加芩連栢梔○熱毒深入而吐血者桃仁

承氣湯○下後寸脉沉遲尺伏不至咽喉不利吐膿血而厥逆泄利不止者難治麻黄升麻湯溫服須臾得汗或瘥○身無熱脉沉遲吐血血色紫黑此陰證見血寒則凝故也用理中湯○凡治血症須分三焦用藥上焦見血用犀角地黄湯中焦見血用桃仁承氣湯下焦見血用抵當湯亦一說也

麻黄升麻湯

麻黄去節二兩半　升麻一兩一
分　當歸一兩一分　知母　黄
芩　萎蕤十八銖　石膏　六銖　乾姜
芍藥　天門冬去心　桂枝　茯苓　甘草

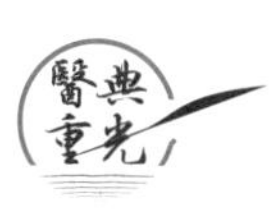

炙各六銖　右十四味以水一斗先煮麻黄一兩沸去上沫入諸藥煮取三升去滓分溫三服相去如炊三斗米頃令盡汗出愈

牙床屬陽明胃腑牙齒屬少陰腎臟因熱病當下失下陽明之邪傳入少陰腎二熱交併故血從齒縫中出也用綠袍散掩上牙床即止隨服犀角地黄湯加黄蓮黄栢黄芩梔子仁如大熱昏憒再加大黄芒硝

綠袍散　黄栢去皮　薄荷　芒硝　青黛各等分為細末入冰片少許和匀掩上牙床

熱入血室者衝脉為血之海即血室也血得熱而妄行在男子則為下血譫語因熱邪傳入正陽明腑在婦人則為寒熱似瘧邪乃隨經而入皆為熱入血室也

咽痛者太陰之脉絡咽嗌連舌本少陰之脉循喉嚨皆主臓納邪熱乘之故生咽痛也或汗下過多虛而生熱亦主咽痛凡咽嚨腫閉痛口吐膿血腥臭脉來洪大者陽毒咽喉腫不利腹痛泄瀉脉來沉

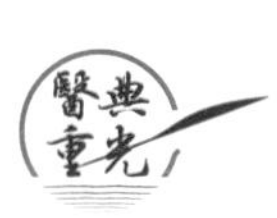

細者陰毒若咽中生瘡喉中發癢或腫此蓋寒伏于腎陰火上衝必當溫腎以補之仲景云傷寒少陰脉沉多生咽痛下利虛煩多汗等證又云傷寒本陰寒厥甚逼熱上行則為喉痺不可直指為痰火而驟用寒涼必當推究其原而與療焉凡咽痛咽乾切忌發汗其毒發於陽者則為陽毒（治詳陽毒條）毒發於陰者則為陰毒而驟用甘桔湯治之（甘草一兩 桔梗五錢）其効似難必也〇少陰腹痛脉沉細有熱而

咽痛者黄蓮龍骨湯〇脉陰陽俱緊主無汗而反有汗曰亡陽法當咽痛亦屬少陰用猪膚湯〇少陰脉微弱而咽痛者必先利先用半夏桂甘湯徐徐嚥之次用四逆湯下利不止手足厥冷無熱證者用四順丸〇陽厥應下而反發汗必咽痛口瘡赤爛服朴麻六物湯〇咽痛閉塞者不可下周烏扇湯

黄蓮龍骨湯　黄蓮　黄芩　芍藥　龍骨

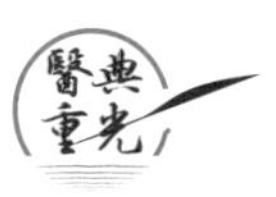

猪膚湯 先煎猪膚一兩次入白蜜一合白粉一合熬香熟和勻相得服

半夏桂甘湯 半夏泡 桂枝去皮 甘草各二錢 生薑五片

烏扇湯 用射干苗如無用射干猪脂各四兩以二味合煎成去滓取半雞子黄大薄綿裹内喉中徐徐含嚥汁下

譫語者有邪氣實有正氣虛也實因結熱燥糞虛因劫汗亡陽當隨脉證而議通議補慎勿固執拮為實也〇大熱大便結乾嘔錯語呻吟煩燥犀角鮮毒湯不瘥脉實議下〇初得病無汗往言煩燥精

采不與人相當用五苓散三錢以新汲水探吐或用猪苓湯○三陽合病身重難轉側脉實口中和面垢譫語遺尿用白虎湯○婦人經水適斷續得寒熱譫語此為熱入血室用小柴胡湯加川芎當歸芍藥地黄○凡譫語下後利不止與夫喘滿氣逆上奔自利足氣脫而下奪皆為逆也

犀角解毒湯

犀角鎊　黄連　黄芩　黄柏　山梔子　或加川大黄

鄭聲者精氣奪也故本音失而語散聲混濁而不明

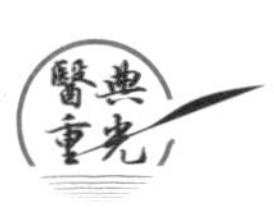

也脉必微細大小便必自利用獨參湯

口多言者血少也

心悸者心中築築然動怔怔忡忡不能自安也有氣虚有停飲其氣虚者陽氣内弱心中空虚而為悸或汗下後正氣虚而亦悸與氣虚而悸又甚皆須定治其氣也其停飲者由飲水過多水停心下心火惡水不能自安雖有餘邪必先治悸與水也○水飲而悸小便利用茯苓桂枝甘草白术湯小便

少而衆急用猪苓湯

茯苓桂枝甘草白术湯　茯苓去皮四兩　桂枝去皮三兩　白术去芦　炙甘草各二兩

戰慄者陰陽相爭而身厥厥動搖也邪氣外與正氣爭則為戰戰者外也陽也邪氣內與正氣鬬則為慄慄者內也陰也〇戰乃正氣勝故有得汗而愈者在表宜汗九味羌活湯〇慄則不戰但心寒踡卧足鼓振頭厥冷而遂成寒逆此其陰氣特勝陽氣

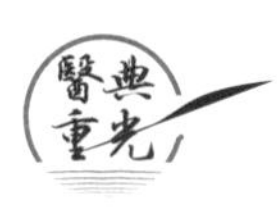

甚微急以姜附四逆等救其内寒大建中湯補甚
中氣若復燥極而不得卧者此又不可治也○若
原有熱證口燥脉數忽肢體厥逆而咬牙振慄者
此内熱極而反化也不可作寒治宜太柴胡湯○
大抵因寒而戰慄者脉必細遲或微欲絶此陰經
自中之寒因熱而戰慄者脉必洪數此為傳經戰
慄寒慄則厥冷沉滯熱慄則有時温和以此别之
則陰陽生死判然矣

大建中湯　人參　白术　茯苓　甘草　當歸　川芎　白芍　熟地　黄芪　肉桂　附子　麥門冬　生姜　半夏　肉蓯蓉　大棗

頭運者陽虚也間有風有血少有痰火而致然者病輕起則方運而重雖卧亦旋轉也〇傷寒曾經汗吐下後心下痞身體振摇筋脉動惕虚煩腹滿而頭運脉沉者陽虚也茯苓桂枝甘草白术湯重則真武湯〇未經汗吐下後但口苦咽乾往來寒熱脉弦而頭運者少陽木病也木能生風風能動痰

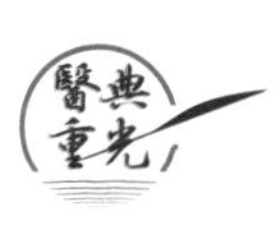

也用小柴胡湯隨証加減○陽明病但頭眩不惡寒能食而欬者用茯苓桂枝甘草白术湯去白术○血虛而頭運者婦人多有乃宜補血而行氣也目眩者病因與頭運同也有目眩而頭不運者有頭運而目不眩者若二證並現陽虛脱矣其實者目生紅花花現於上界卧起初有坐定則無也若虛者目生黒花花現於下界起坐俱有也多屬少陽膽木而虛實治法皆同頭運

鬱冒者寒氣乘虛而中於人也故頭如物蒙罩恍惚昏迷也鬱冒重於眩運經曰少陰病下利止時時自冒者腎絶也太陽病先下之不愈後發其汗表裏俱虛因致鬱冒則宜温補經云滋苗者必固其根伐下者必枯其上正謂是也人參三白湯若清邪中於上焦而鬱冒者汗出自愈表和也

人參三白湯

人參　白芍　白朮　白茯　附子　肉桂

發斑者胃熱血熱也須分陽毒温毒而多主乎胃故

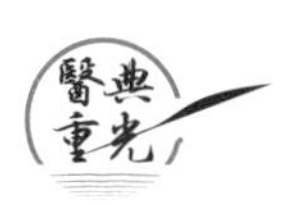

古人用白虎湯加人参治之以此若發斑而咳心下悶下利嘔吐下部并口有瘡目赤者温毒也治載温毒斑如錦紋面赤咽痛或面紅大或不知人者陽毒也治載陽毒壯熱煩燥大渴脉洪盛遍身斑出如大色者血熱也治法附現陽毒○其陰證發斑但出於胸背手足稀少而色淡紅脉沉細身無大熱盖人元氣素虛又因房慾內傷腎氣或過服寒凉之藥以致陰寒慘烈之氣伏于下逼其無根失守之火聚於

上故發現斑點狀如紋迹獨出於肺部分也用理中湯虚極燥甚而厥逆者加附子〇凡斑證切不可表汗汗之重令開泄更增斑爛也斑之方萌與蚊迹相類惟發斑多現於胸腹蚊迹只見乎手足其脉洪大病人昏憒先紅後赤者斑也脉不洪大病人自静先紅後黄者蚊迹也赤斑五死五生黒斑十無一生黒斑又如果實靨者盧醫不能施其巧也若汗下後不解足冷耳聾煩悶咳嘔便是發

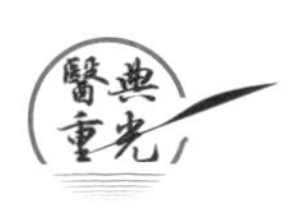

斑之候斑出紅潤起發者吉稠密成片者凶[illegible]

足暖脉洪數者順身涼足冷脉細微者逆

發狂者重陽也毒併於心也陽氣重盛陰氣暴絕獨陽而無陰非大下之何能瘳也治現陽毒至於陰極發燥者亦似發狂當驗其初病無頭痛身熱雖面戴虛陽而六脉必沉微切莫誤投涼藥急用温熱之劑救之或灸關元丹田否則氣消成大害矣

喜怒如狂者蓄血也其人必少腹滿臍下痛小便自

利大便或去或不去去則糞硬色黑也宜下輕則用尭仁承氣湯重則用抵當湯故如狂證血自下下者愈也其外不解者當先解外用桂枝湯繼用犀角地黄湯調之若裏未作實而遽攻之逆已

驚狂者精神昏亂倏然驚惕然動也乃亡陽驚惕之狂非重陽奔走之狂其實者煩燥不已而虚者真陽脱亡俱用柴胡黄芩以却熱龍骨牡蠣以收神視其脉症虚實而補解之此大法也○若被醫以

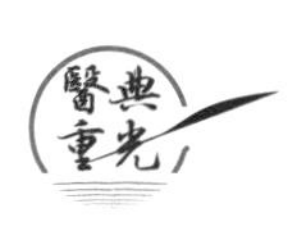

火逼取其汗遂致亡陽煩燥驚狂者桂枝蜀漆龍骨牡蠣湯兼下清血者犀角地黄湯〇若因燒鍼而煩燥驚狂者桂枝甘草龍骨牡蠣湯〇若胸滿邪驚小便不利譫語火邪驚狂亡陽煩燥遍身痛者柴胡龍骨牡蠣湯〇太陽脉浮當以汗解醫以火刼之邪因火熱两陽薰爍熱發于外身必發黄熱摶于内小便必難欝熱太甚則捻衣摸床驚狂不安為難治或邪無從出從腰已下必重而痺亦

三百十三

火逆也用麻黄杏仁薏苡甘草湯若小便未利者火氣未劇尚可治也〇又太陽汗下後心下痞表裏俱虚復加燒鍼則胸煩驚狂面青膚瞤者難治色黄手足温者可救也

桂枝蜀漆龍骨牡蠣湯 桂枝去皮 生姜各三兩 炙甘草二兩 牡蠣五錢 龍骨四兩 蜀漆三兩洗去脚 大棗十二枚劈 右為末先煎蜀漆去滓後入諸味同煎

桂枝甘草龍骨牡蠣湯 桂枝 甘草 龍骨 牡蠣

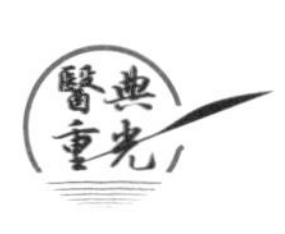

發黄者太陰脾土陽明胃腑濕熱藴積而真色現於肌肉間也濕氣勝則黄如薫色晦滯身痛熱氣勝則黄如橘色明身大熱俱宜通利小便分道其氣流行其濕病乃愈也○太陽發汗已不觧身目黄者中濕身痛發黄者並用麻黄赤小豆湯○中風無汗欬嗽身目黄脉浮弦或浮大者用小柴胡湯去人參大棗加茵陳梔子大便秘加大黄如㖶加茯苓○宿穀在内發黄腹脹潮熱大便鞕小便數

者大陷胸湯加茵陳黄蓮梔子枳實厚朴〇蓄血發黄結胸小便利大便黑臍下痛者輕則用犀角地黄湯重則用桃仁承氣湯〇若身不熱四肢沉重脉沉遲細弱腹痛下利冷汗自出遍體發黄者陰黄也理中湯加茵陳〇又有疫氣痺氣瘖瘂等瘀熱在内遍體發黄者並用茵陳梔子湯〇凡遍身黄色凝不去者用茵陳蒿一把生薑一大塊同擣爛先於胸前擦起及四體皆令擦遍擦後熱湯

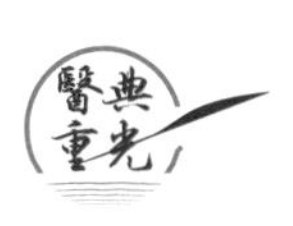

攬布拭淨如此者三四次其黄自去矣

茵陳梔子湯　茵陳　山梔子　黄連

肉瞤筋惕汗下虚也夫陽氣者精則養神柔則養筋發汗過多津液涸少陽氣偏枯筋肉失養故惕惕然動瞤瞤然跳也非温筋助陽之劑何自愈乎○太陽病汗出不解仍發熱頭眩身振振欲擗地而筋惕肉瞤者真武湯人羸甚去芍藥有熱證或熱者去附子○吐下後身振振揺動者茯苓桂枝甘

草白术湯○凡傷寒吐下後復發汗脉微心下痞脇痛氣上衝筋脉動惕者逆也

茯苓桂枝甘草白术湯

茯苓四兩　桂枝三兩　白术　炙甘草各二兩

怫鬱者陽氣鬱於肌膚蒸於頭面聚赤而不散是也其證陰盛面赤者色黯而不光陽盛面赤者色明而且澤也○初得病發汗不徹其人煩燥身體不知痛處面赤脉浮緊須再汗之麻黄湯○或因發汗不徹併於陽明續自微汗面色赤脉浮緩宜凊

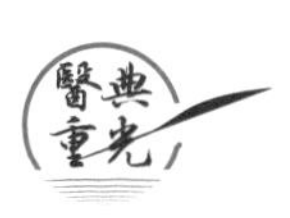

解之解肌散○汗下後有此證飲水而嚥者中寒也○桂枝人參湯○小便不利大便乍難乍易身微熱腹冷煩燥面赤者燥糞也調胃承氣湯○下利清穀身微熱厥逆面赤脉微或欲絶者虚寒極也四逆湯○若傷寒當汗醫用火逼取其汗而汗不出邪熱因火併欝而甚兩火交攻面色紅赤或蒸於肌膚身目俱黄者用茵陳梔子湯看小便利出如皂角汁其黄從此出矣

解肌湯　麻黄　川芎　前胡　羌活　荆芥各三錢　五錢　人参　赤芍　腦荷　甘草各三錢　右為末葱薄荷湯調下汗透即止

桂枝人参湯　桂枝去皮四兩　炙甘草四兩　白术去芦　人参去芦　乾姜茯苓各三兩　先煮四味去滓後入桂枝同煎

動氣者在臍之上下左右築築然跳動是也其人先有痞氣脾病矣因感於寒誤用汗下吐復損乎脾致動其氣故曰動氣可見傷寒看外證為當者不在脉之可見必待問證之可得也○凡動氣專主

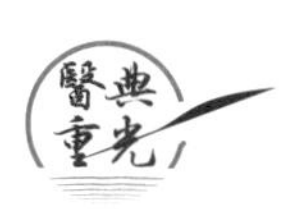

理中湯去朮加桂葢白朮燥腎閉氣腎惡燥故去之桂能泄奔豚故加之也有熱則用小柴胡湯合桂枝湯正方〇動氣在左發汗則頭眩汗出不止筋惕肉瞤先服防丰白朮牡礪散汗止次服小建中湯〇動氣在右發汗則衂而渴心苦煩飲水則吐先服五苓散次服竹葉石膏湯〇動氣在上發汗則氣上衝心不得息用李根湯〇動氣在下發汗則心中大煩骨節疼痛目暈食入即吐先服大

橘皮湯次服小建中湯〇動氣在左下之則腹滿拘急身雖熱反欲踡卧先服甘草乾薑湯次服小建中湯〇動氣在右下之則津液竭咽乾鼻燥頭眩心悸用竹葉石羔湯〇動氣在上下之則掌握熱煩身熱汗自泄欲水自灌用竹葉石羔湯〇動氣在下下之則腹滿卒起頭眩食則下清穀心下痞堅用甘草瀉心湯

防丰白术牡蠣散 白术去芦 防丰去芦 牡蠣煆 為末酒調服

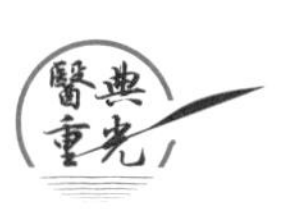

大橘皮湯　陳皮 [illegible]　人参　生姜

甘草瀉心湯　甘草四兩　黄芩三兩　半夏泡半升　乾姜三兩　黄連一兩　大棗十二枚擘

奔豚者腎氣也其人素有腎積腎寒矣復感寒邪觸動宿積新邪舊邪交搆而發若江豚之拜浪奔突而上躍也有因汗吐傷衝腎積腎邪侮心故乘虛逆奔而上衝也治皆不宜汗下必用桂苓蓋桂能泄奔豚茯苓能伐腎邪也〇因下而氣上衝者桂

枝湯〇因燒鍼而氣上衝者桂枝湯倍加桂若不上衝者不可與也〇發汗後臍下悸欲作奔豚者桂枝湯去芍藥加大棗茯苓〇吐下後心下逆滿氣上衝胸起則頭眩脉沉緊者〇及發汗動經身振振而揺者皆以桂苓爲主治也並用桂枝湯去芍藥加茯苓白术

不仁者肉苛也正氣虚爲邪氣所伏也故肢體頑麻痛癢不知鍼灸不知厥如死屍宜桂枝麻黄各半

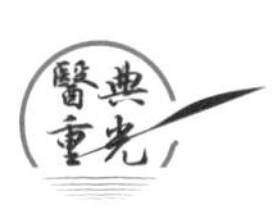

湯不愈用補中益氣湯加姜汁若身體如油汗出不休喘而直視水漿不入者命絕也

不眠者汗下太過而神氣虛也亦陰爲陽勝終夜煩擾不寧者陰虛則與夜爭也〇汗出鼻乾不眠者乾葛解肌湯〇胃中有燥糞大熱錯語不眠者大承氣湯〇吐下後心煩短氣不眠者酸棗湯〇陰勝陽驚悸昏沉大熱乾嘔錯語呻吟不眠者犀角地黃湯〇汗出脉虛不眠者小建中湯〇咳而嘔

二百二十九

心煩悶不眠者〇或下利不眠者並用猪苓湯〇脉浮小便不利渴不得眠者五苓散〇傷寒瘥後不得眠者陰氣未復也梔梅湯〇大熱乾嘔錯語呻吟不得眠者黃連解毒湯〇少陰二三日已上心中煩不得眠者黃連阿膠湯

乾葛解肌湯　葛根　黄芩　赤芍　麻黄　桂枝　甘草　大棗　生姜

酸棗湯　酸棗仁　甘草　知母　麥門冬　茯苓　乾姜　川芎　一方加龍眼肉

梔梅湯　梔子　黄芩　甘草　柴胡　烏梅　生薑　淡竹葉　豆豉

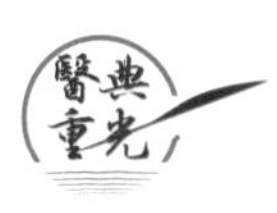

黄連阿膠湯　黄連　阿膠　黄柏　梔子　先煮三味去滓入膠同煮

多眠者陽氣虚陰氣盛也亦邪傳於陰而不在陽也昏昏閉目陰自闔也默默不言陰至靜也○太陽病十餘日脉浮細嗜卧者外已解而神將復也設或胸滿脇痛鼻乾不眠者風熱内攻不干乎表故熱氣伏于裏則喜睡不得汗者宜小柴胡湯脉浮緊用麻黄湯○欲眠惡寒尺寸俱沉細者四逆湯輕則理中湯○煩熱不眠不飲食口渇目合汗出

譫語者小柴胡湯〇胃熱者亦欲卧也犀角解毒湯

狐惑虫證也熱在上焦食入無多腸胃空虚三虫求食而食人五臟也其候四肢沉重惡聞食氣默默欲眠目閉舌白齒晦面目間赤白黑色變易無常虫食下部為狐下唇有瘡其咽乾虫食臟為惑其聲啞二者通宜解毒安虫為主也

黄蓮解毒湯

黄連　烏梅　木香

先煎　磨犀角汁服

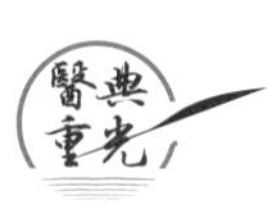

雄黃銳散 雄黃另研 青葙子 苦參 黃連各一錢半 桃仁一錢 右為細末

生艾搗汁和如小指尖大綿裹納下部肛門內 〇虫食于下咽乾甚者用苦參煎湯漱洗之 〇若虫食于肛門外者用好雄黃三四錢燒烟熏之

凡狐惑證以前方為主治間有消渴與大便堅實者又宜微利之可也並用理中湯加大黃及蜜少許

吐長虫蛔厥也胃虛之人妄發其汗胃中虛冷飢不能食穀氣困乏得食即嘔及食到口蛔聞食臭相

蠁而上也身雖燥熱口雖燥渴不可遽投寒凉之藥當先治蛔蛔定方可攻熱先用理中安蛔散如蛔未定用烏梅丸蛔安但熱不退或嘔脉數者小柴胡湯〇若腹滿不大便熱甚昏憒吐蛔者此胃邪薰蒸虫不安而逆上也用大柴胡湯〇凡治蛔不可用甘物藥中俱宜去甘草大棗並加黄蓮黄栢烏梅葢蛔聞甘則起聞酸則止聞苦則定聞怺則頭伏而下所以用烏梅川椒細辛黄蓮栢皮等

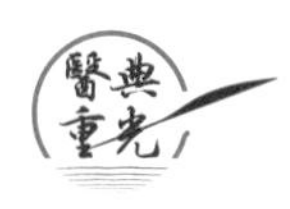

藥醫者當視其寒熱而加之

理中安蛔散 人參 白朮 乾姜 烏梅 白茯

烏梅丸 烏梅三百個 細辛六兩 乾姜十兩 黃蓮去鬚一斤 當歸四兩 附子泡去皮臍六兩 蜀椒炒去汗四兩 桂枝去皮六兩 人參去芦六兩 黃柏去皮六兩 右十味異搗篩合治之以苦酒浸烏梅一宿去核蒸之伍升米下飯熟搗成泥和藥令相得內臼中與蜜杵二千下為丸米飲下十丸病甚者多服之取効

瘈瘲者木火熱風也瘈則急而縮瘲則緩而伸也治須平木降火佐以和血脉祛風痰之藥方可愈也

○治風温證被火頭面通身微黄色時或瘈瘲或驚癇者萎蕤湯○結胸證失下胃中熱邪發于四肢動摇搐搦者大承氣湯

萎蕤湯　萎蕤　麻黄　杏仁　白薇　青木香　甘草　羌活　川芎　石羔　葛根

百合者百脉一宗皆受病無復經絡傳次也其人似寒無寒似熱無熱欲食不食欲坐不坐欲行不行口苦便赤藥入即吐利其脉微數每尿則頭痛六十日愈不頭痛洒然惡寒者四十日愈若尿快然

頭眩者二十日愈並用百合知母湯○未經吐下發汗病形如初者百合地黃湯○下後變爲百合者滑石代赭湯○吐後變爲百合者百合鷄子湯○百合病消而不瘥者栝蔞牡蠣散○百合病變成發熱不休者百合滑石散

百合知母湯

百合　知母
二味另煎去滓相和服

百合地黄湯

先煎百合七枚去滓取汁　入生地黄汁一盞同和服　服後大便如漆者中病也弗更服

二百二十三

滑石代赭湯　百合　滑石　代赭石

百合鷄子湯　先煎百合七枚去滓取汁入鷄子黃一枚不用清攪勻溫服

括蔞牡蠣散　瓜蔞根　牡蠣各等分　為末每服二錢白湯調日三服　外用百合一升以水一斗漬之一宿遍身洗之洗已但食淡煮餅即淡麵條也弗與鹽豉

百合滑石散　百合炙一兩　滑石三兩　右為末每服三錢白湯下

壞病者寒病未退而六經復傷也或汗吐下溫鍼不解又小柴胡證罷而熱尚在者亦為壞病也若小柴胡證仍在若此不為逆當再與小柴胡湯　蓋其病已過經熱留臟腑陰

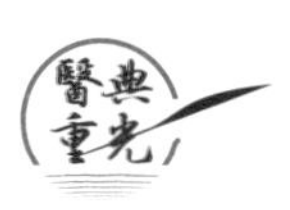

陽舛亂日久不痊氣血漸衰疾候多變必當視其證犯何逆以法治之○若表證多者宜取微汗用知母麻黄湯○裏證多者宜取微利用大柴胡湯○過經壞病身熱心下痞悶或微嘔而有痰或不眠而脉虛者宜從和解用参胡温膽湯○服諸藥不効者用鱉甲散

知母麻黄湯

知母三錢　麻黄　甘草　芍藥

黄芩各一錢　桂枝五分

参胡温膽湯

陳皮　枳實　半夏　白茯苓

甘草　人参　柴胡　生薑

一方有麥門冬　竹茹　桔梗
香附　人棗芋味

鼈甲散　鼈甲　升麻　前胡　烏梅　枳實
黃芩　甘草　生地　犀角

瘥後沉昏者發汗不盡餘熱在心包絡也仍宜微汗用知母麻黃湯〇若胃口有餘熱虛煩而嘔者宜清解用竹葉石羔湯加生姜

勞復發熱者勞動精神而熱隨至也古用枳殼梔子湯麥門冬湯豭鼠糞湯此善方藥味簡少而奇今人多不能體用但宜專用小柴胡湯加減治之表

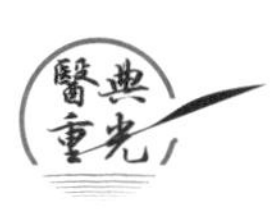

汗裹下寒温燥潤熱清虛補此加減要法也

枳殼梔子湯 枳殼 梔子 豉 用清漿水煎

麥門冬湯 麥門冬 甘草 淡竹葉 用粳米湯煎

豭鼠糞湯 韭白根一握 豭鼠糞兩頭尖者是 十四粒 宜隨症加減 不可熱服 有沾汗出為効

食復發熱者胃虛不能勝穀氣也損穀自愈○復舉之證血氣已虛不可峻攻只宜緩取惟傷食重者

關脉實大熱燥渴胸高喘滿腹痛大便實或五六

日不去者或人壯厚者微利之可也用枳殻梔黄湯内熱加黄芩腹脹加厚朴傷肉加山查傷麵飯加神麯○若所傷之食不多其人禀氣素弱但煩熱者清之可也用竹葉石羔湯○自瘥後身熱不退飲食如故但覺胸中微滿此因食早謂之遺熱也○凡復病當候其先病所解日數或先病七日汗出今復病亦要七日汗出先病十四日出汗今復病亦要十四日出汗方解若疫症三四次戰汗

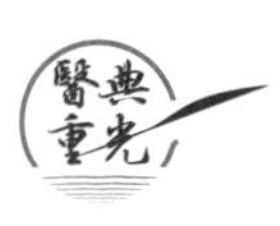

令復舉亦要三四次戰汗此其定數也

枳殼梔黃湯　山梔　枳殼　柴胡　大黃　香豉

女勞復者精氣傷也男女不易而自病也其候頭重不舉眼中生花腰背掣痛小腹急絞疼或增寒發熱或陰火上冲面如烘炙心胸煩悶者並用豭鼠糞湯竹皮湯燒裩散〇虛弱者人參白术湯心煩口乾渴加麥門冬五味子陰虛火動精走加知母黃栢牡礪煆心下痞滿加大黃煨枳實不得眠加

一百二十六

竹茹○小腹急痛脉沉逆冷者當歸四逆湯加吴茱萸附子仍以吴茱萸一升酒拌炒熱熨小腹愈○凡前證不拘男婦俱宜用赤衣散尤妙

竹皮湯 刮青竹皮一大丸 水煎

燒裩散 取近陰處裩襠一塊方圓四五寸男用女裩女用男裩燒存性温水調服方寸日三服 一方加手足指爪二十片燒灰男女互用米飲下小便即利陰頭微腫則愈

赤衣散 室女月經布近隱處者燒灰存性單服白湯下

人參白术湯 當歸 附子 生薑 白术 桂枝 人參 黄芪 甘草炙

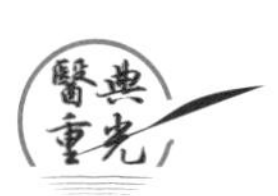

芍藥

水煎服

易病者陰陽交易之謂也蓋大病方瘥餘邪未盡輙動淫慾毒氣反過男女互相為病也故男子新瘥婦人與交謂之陽易婦人新瘥男子與交謂之陰易其候身重氣乏小便痛頭不能舉足不能移四肢拘急百節解散眼中生花熱氣衝胸在男子又陰腫小腹絞痛在婦人又裹急腰跨重連腹內攣痛若男子卵縮入腹婦人痛引陰中手足攣拳舌

吐出脉離經者皆不治也〇陰陽易病通用燒裩散〇男子病陰易小腹連腰跨急痛者豭鼠糞湯〇外腎腫腹中絞痛與婦人痛引陰筋者並用竹皮湯〇熱上衝胸煩悶手足攣搐如風狀者用瓜蔞竹茹湯

瓜蔞竹茹湯　瓜蔞根　青竹茹　一方加韭根　乾薑　臨熱入豭鼠糞末一字調服

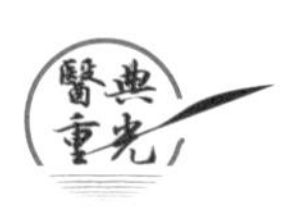

中寒

夫膀胱之經名為太陽陽也然其性寒水其令司冬其位居下其體内空而藏津液是性之與令位之與體俱屬陰也天地之氣寒亦陰也而寒自下生寒從下感從陰類也且腎與膀胱為表裏淫慾過度腎氣内虚膀胱氣薄真元耗散寒邪徑入故即中寒中者如弓滿矢發矢從空飛迅速而直中鵠者也人病初發頭不疼身不熱就便怕寒四肢厥冷面慘暗如刀

剛踡卧不渴不欲語言或吐白沫或流冷涎或腹痛吐瀉或引衣自盖或戰慄脉來沉遲無力或微欲絶即是直中陰經真寒證宜用陽法以熱藥温補無疑并灸丹田又當隨所見證消息調理切莫亂投湯液并不可拘於日數失急緩之宜也間有大汗頭重過身痛面赤色者乃陰伏於下陽浮於上此水極而反火化其人身必不大熱肢節必冷脉見陰脉或浮大而虚乾斷宜峻補不可因其外證類陽而用陰法治

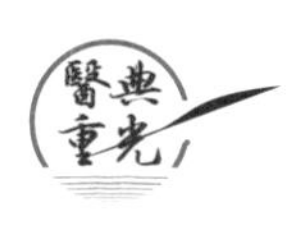

也幾微之際生死係焉宜細叅攷

一腎氣素虛之人先因房慾後受寒邪初得之頭沉重而慘晦倦怠欲寐發熱無汗脉沉一切表病裏和等證為寒中之輕者宜用

附子散邪飲 人病虛而輕 方藥溫而淺

麻黄去節 細辛去土各二錢 大棗二枚

熟附半枚 寒甚者一枚 生姜五大片 取汗

嘔吐去細辛倍生姜 身痛加羌活防風 表證罷尋宜平補以固真元 表邪入裏即用後湯隨

證的用

一腎氣虛憊之人真陽之氣所存無幾陽虛即寒寒必寒自外中加之房勞繼之受寒內寒外寒兩寒驟發人病怕寒振慄踡卧沉重欲寐手足厥逆肚腹疼痛嘔吐下利脈沉遲無力或微欲絶一切諸虛沉寒等證為寒中之重者宜用

附子回陽湯　人病虛而重　方藥溫而深

熟附子　肉桂　乾姜　當歸　丁香
清河參　白朮　川芎　砂仁　良姜

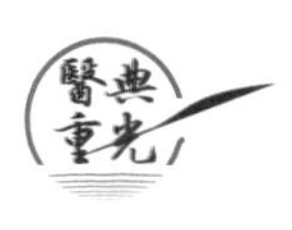

臍下動氣欲作奔豚去白术　呃逆加柿蒂　自利腹痛加木香　咳加細辛　自利不止加升麻黄芪　嘔吐涎沫或小腹痛加塩炒茱萸　氣不歸元上奔喘急加沉香去川芎　腎虚甚加肉蓯蓉山茱萸　腰痛加川續斷山茱萸破故紙　其陰極發燥者去良薑加肉蓯蓉麥門冬熟地　咽痛去丁香砂仁良薑　脉不至倍人參　有痰加半夏　腹痛大便實去丁香砂仁良薑加大黄

二百四十

酒蒸蜜少許　腎痛加萆澄茄

大病之後諸虛寒證悉除而真元因之重傷不加意調養時進湯液非惟難以保完精氣抑恐病加於小愈也宜用

人參固本湯　人病退方藥平

人參　黃芪　當歸　乾姜

白术　茯苓　川芎　肉桂

微熱去乾薑加地骨皮　微煩去乾薑肉桂加麥門冬　不眠再加酸棗仁炒　口乾或渴去姜桂加麥門冬五

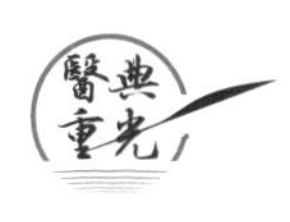

味子　腹痛加木香磨刺　清氣下陷大便似有似無欲去不去加升麻　身體痛加附子　氣不和加陳皮木香　咳嗽加五味子　飲食不知味加砂仁丁香　小便赤去薑桂加赤茯苓燈心　大便燥加桃仁麻仁火乾薑肉桂虛甚者仍再加肉蓯蓉附子溫之潤之　元氣已復只再加酒蒸川大黃　前服辛熱之劑過多日赤紅去薑桂加生地麥門冬黃蓮燈心赤芍　或衄血吐血皆因熱燥使然去肉桂乾薑加犀角牡丹皮

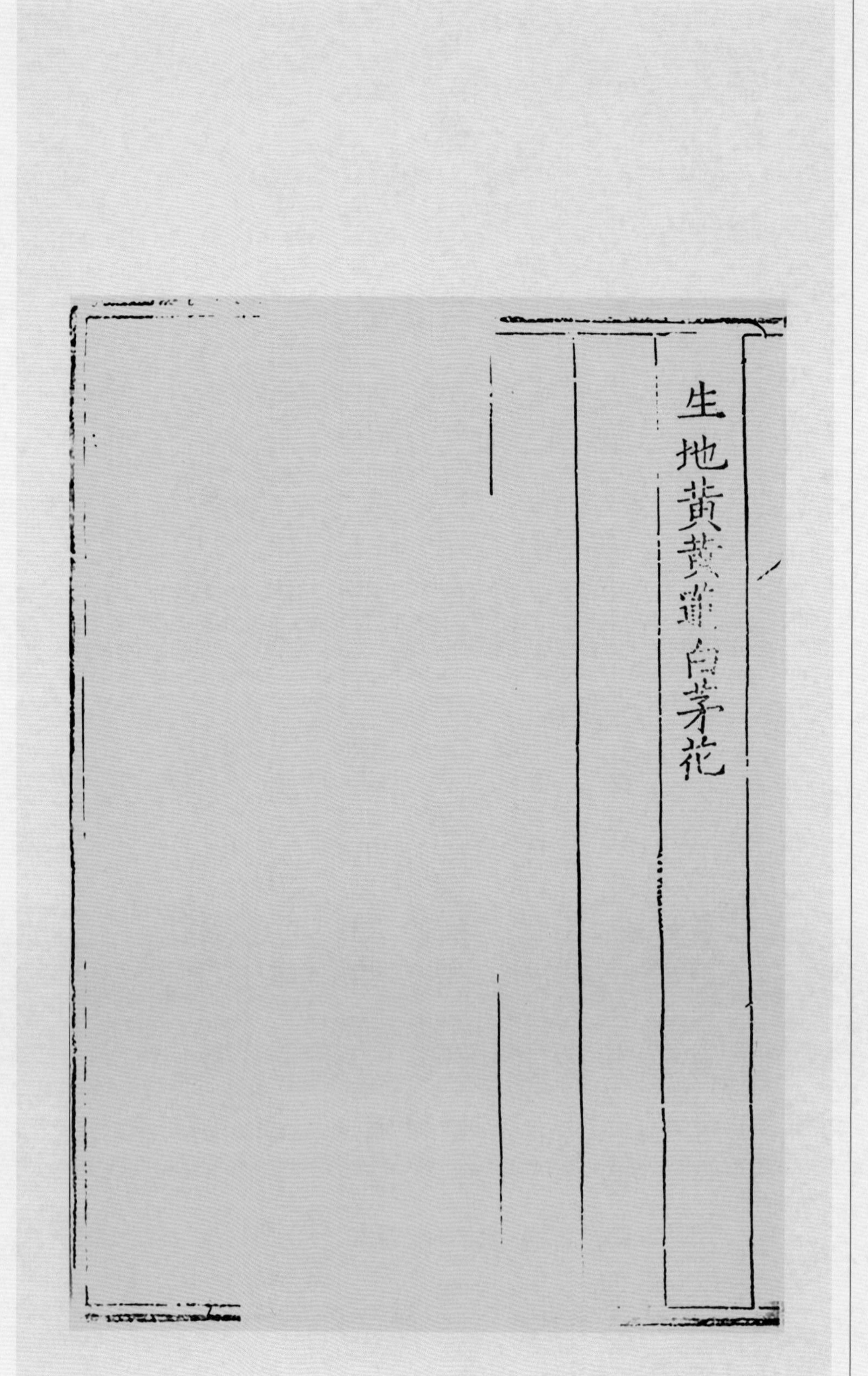
生地黄黄連白茅花

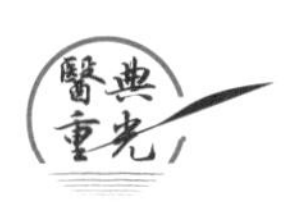

感寒

夫五方之風氣不同而治療之藥品亦異仲固北人北地高聳寒威凜凜其治傷寒即北證而識北劑也故其劑重南方沃土氣和日煖時令雖寒而不甚但民多逸樂中氣內虛寒邪外襲邪客於經未入腑臟民病頭痛項強遍身痛發熱惡寒證類傷寒而稍輕以其感之者淺而非若傷之者重也且南人病多自內傷而挾外感其治特宜以輕清之品表解之不可

二百四十二

用麻黄桂枝等湯如法重劑也一劑而邪未散再劑無妨須沾沾汗出過足委中為愈邪散後即用扞中之劑和補之以實腠理此用藥之一陰一陽而防再感也經曰邪之所凑其氣必虚間有寒熱往來似瘧非瘧脇痛口渴煩燥等證而用麻黄桂枝等湯而愈者非南人而服北劑乎盖風氣在天雖有南北之殊而經絡在人實無南北之異故感之重者即名傷寒如仲法治之理所當然惟貴審所感所傷之重輕或

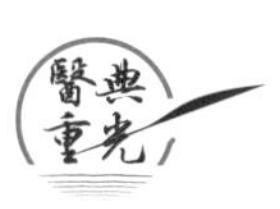

真外感而無内傷或自内傷而挾外感又或外感重而内傷輕又或内傷重而外感輕當精詳區別而行治法也夫寒本寒也而寒病多發熱者以其寒傷形寒毒薄於肌膚陽氣不得散發而内拂結故病熱也復惡寒者先尅而後仇之也治又多用熱藥者以其發表不遠熱而辛以散之者也

因人隨證調治 人有實有虚 證有重有輕 治有深有淺 藥有表有裏

一氣盛實之人四時感冒風寒身熱頭痛惡寒無汗

一切表邪等證宜用

柴胡解表湯　人盛實病輕方藥淺而又淺

柴胡去芦　升麻　乾葛　麻黃去節　甘草　芍藥

如咳嗽加杏仁荊芥　項強身痛加羌活獨活

內熱加黃芩　胸滿加枳實　嘔吐加陳皮半夏

姜汁　腹痛倍芍藥　偏正頭風加石羔薄荷

發斑加黃芩石羔　或感冒失表時常潮熱不解

加地骨皮人參青蒿薄荷　表後汗多去麻黃加

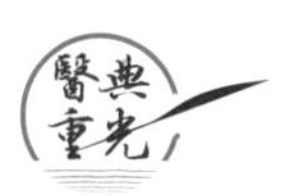

浮麥仔暑加人參黄芪

一氣實之人四時感冒風寒身熱頭痛惡寒無汗一切表邪及夾食等證宜用

藿麻散邪飲　人實病輕方藥淺

紫蘇葉　麻黄去節　香附　生姜

芍藥　陳皮　甘草　葱白

頭痛加川芎白芷　鼻塞聲重咽膈不利加細辛桔梗　渾身痛頭項强加羌活獨活紫金皮　腰痛不能屈伸加官桂桃仁小茴香川當歸　鼻塞

不通頭昏或耳內膿出加羌活荆芥川芎　咽喉腫痛加桔梗倍甘草　鼻內出血及吐血加白茅花生地黄　痰涎壅盛加白附子天南星姜汁製　氣促喘急加桑白皮大腹皮用紫蘇梗　熱盛加柴胡黄芩　惡寒甚加桂枝　汗多去麻黄加肉桂芍藥　嘔吐惡心去麻黄加砂仁半夏　嘔吐酸水及酒傷等證加砂仁去麻黄　痰涎壅盛嘔吐惡心頭昏加白附子旋覆花半夏　咳嗽加杏

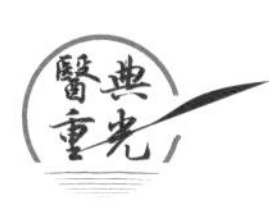

仁桑白皮　腹痛倍芍藥加木香　刺脹　腹脹加枳殼厚朴　脾寒去麻黃加草果青皮檳榔〔寒多熱少再加桂皮熱多寒少再加黃芩柴胡〕　小腹氣痛加小茴木香痛甚加吳茱萸俱去麻黃　飽滿不思飲食加青皮蒼朮桂枝厚朴　飲食不化或時寒慄加草果仁桂枝蒼朮檳榔　食積溏泄酒傷惡心去麻黃芍藥加蒼朮厚朴神麯麥芽　嘔逆去麻黃用蘇梗加砂仁草果仁　渴去麻黃陳皮加麥門冬石羔粳

求　婦人産後感冒發熱頭痛加川芎白芷肉桂人参去麻黄芍藥　發斑去香附陳皮加大青牡丹皮犀角生地黄

一氣虚之人四時感冒風寒身熱頭痛惡寒無汗四肢拘急或鼻流清涕聲重一切表邪及夾食等證宜用

芎术實表湯　人虚病輕而重方藥淺而深

川芎　白芷　細辛　陳皮　麻黄去節

桂枝　蒼术　羌活　甘草　生姜

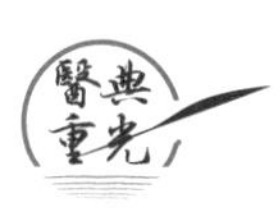

表後汗多去蒼术陳皮麻黄加白术芍藥　嘔吐惡心去麻黄加砂仁　腰疼加小茴麝香桃仁屬虛只加杜仲川續斷屬風只加秦艽防丰去芦　乾咳加人参去羌活麻黄　表證未解心下有水氣嘔吐喘滿加半夏人参白茯苓　小腸氣疼加小茴香吳茱萸　腹痛加白术吳茱萸南本香寒甚加乾姜良姜血氣痛加玄胡索　嘔逆去麻黄加丁香砂仁草果仁　寒瀉加乾姜白术肉豆蔻柯子去麻黄挾虛再加人参寒甚畧加附子　飲食不思

加砂仁白豆蔻去麻黄羌活　心腹脹滿加枳實
半夏　嘔逆加丁香砂仁草果仁　痰嗽加半夏
桔梗　本方加减有未詳者宜照蘇麻散邪飲一
一如法加减調治
一氣虚之人四時感冒風寒解表之後表證悉除特
恐中氣未充風寒易入復生他證宜用
參术和中湯　人虚病除　方藥平而和
人參去芦　白术去芦　白芍　大棗
白茯去皮　大粉草炙　生姜

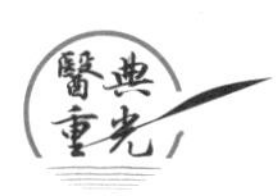

氣虛病後而元氣愈薄宜服一二劑調養之間有
餘證未除照後加减用藥
頭微痛加川芎　微潮熱加柴胡　内熱微加麥
門冬地骨皮或加黄芩　卯渴加乾葛天花粉
有痰加半夏　身微痛加羌活　自汗加黄芪
血虛加川芎當歸　微惡寒加桂　微惡風加防
半　心煩加家蓮肉麥門冬竹瀝　腹微痛加木
香茱萸　濕證未除加蒼朮防巳　揹頭微寒

二百四十七

加肉桂　小便不利加猪苓澤瀉木通小茴　小
腸微痛加小茴吴茱萸　小便多加益智仁　腰
痛加杜仲破故紙川續斷　短氣倍人参（小便又利宜去
茯苓再加黄芪）　不睡加麥門冬炒酸棗仁龍眼肉茯神
吐黄水加砂仁丁香　泄瀉加淮山藥肉豆蔻
聞食氣即嘔逆加砂仁丁香　腹脹不思飲食
加砂仁枳實　惡食胸中滿加蒼术香附山查
脾困氣短加砂仁木香　病後食早惡食加砂仁

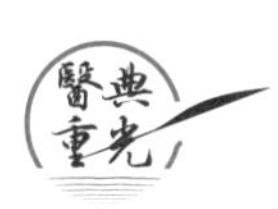

神麯麥芽山查草果仁　胃冷加丁香砂仁[illegible]仍加附子　脾胃虛弱加官桂當歸黄芪　痰甚口渴不用半夏用貝母天花粉　微嗽加五味子桔梗　胸膈滿加枳殼少用參术假滿不用枳殼但用烏藥　氣不和加烏藥大腹皮木香　脾氣不和加蒼术香附　胃氣不和加陳皮砂仁　清氣下陷加升麻柴胡少加　虛渴加五味子麥門冬

一氣盛實氣實氣虛三等之人若外感風寒已入腑

臟潮熱乾嘔煩燥口渴一切表裏俱熱或欲發斑等證宜用

黃芩瀉火湯　病重方藥深

柴胡去芦　黃芩　麥門冬　甘草　知母去毛　葛根　淡竹葉　石膏

頭痛加薄荷荆芥　大便澁滯加黃連枳殼　秘結加大黃　腑燥加麻仁　杏仁　小便不清加青蒿澤瀉猪苓　胸滿腹脹痛加枳實芍藥青木香　氣急加青皮大腹皮　小腹硬痛加大黃桃仁芒硝　小便赤澀

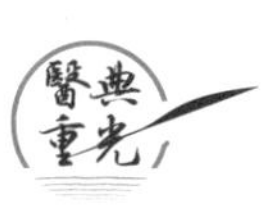

加梔子滑石　胃脘痛加梔子香附童便浸　譫語加黄蓮犀角鎊黄栢山梔子甚則加川大黄　發斑加生地大青牡丹皮犀角鎊　鼻衄吐血加白茅花犀角黄蓮生地梔子炒黑　表裏之熱悉除仍用參术和中湯如法加減調養以保完胃氣庶無中寒之患矣

一元氣虚弱之人及不善自愛養内作色荒妄作勞役是真元既以重傷矣加之起居不慎感冒風寒

頭微疼身微熱微惡寒踡卧一切內傷重外感輕等證宜用

中和桂枝湯人病傷重感輕方藥裏深表淺

人參去芦 白朮去芦 川芎 蒼朮米泔侵 桂枝去皮 白茯去皮 乾姜 甘草炙

頭頂微痛加藁本 身微疼加羗活 肌表微熱去乾姜加北柴胡 風濕相搏二身微痛加羗活防風 惡風加防風 自汗去蒼朮加黃芪蜜炙膠飴 內微熱去乾姜加麥門冬地骨皮倍人參

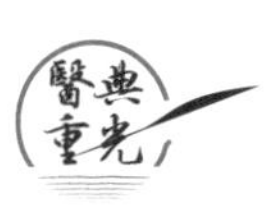

口微乾或渴去乾姜加五味子麥門冬　小便赤去乾姜加赤茯苓　無汗少加紫蘇葉　煩燥驚狂心悸去乾姜加遠志茯神酸棗仁炒　龍眼肉麥門冬栢子仁　血虛加當歸　挾痰加半夏　挾痰少口微渴去乾姜加貝母麥門冬不用半夏　咳嗽加五味子　衄血吐血血色紫去蒼术川芎桂枝加白茅花　脾濕泄瀉加猪苓薏苡仁　傷風泄瀉加防風　食積泄瀉加山查草果仁神麯

麥芽炒　胃氣不和加陳皮木香　嘔吐去甘草加丁香砂仁　腹痛加木香吳茱萸　脇痛加青皮　小腹痛加小茴香吳茱萸　腎氣痛及膀胱氣痛並加華澄茄　脾虛泄瀉加肉豆蔻　胸膈脹滿加檳榔枳實　厥逆加附子　脉不至倍人參　腎不納氣氣上衝喘急胸滿加附子沉香枳實去蒼朮

一元氣微虛之人及不善自保護淫慾不節勞役不

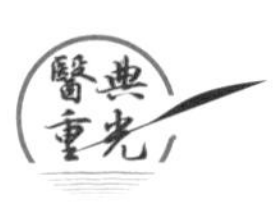

調是中氣雖傷而所傷者輕矣加之風寒不避外感客邪頭疼身痛發熱惡寒無汗一切内傷輕外感重等證宜用

冲和紫蘇飲人病傷輕感重方藥裏淺表深

紫蘇葉　防風　陳皮　蒼术
北細辛　羌活　川芎　白术

肌表熱加柴胡捫之烙手加黄芩　自汗去蒼术陳皮紫蘇葉加白术又不止加黄芪蜜炙麻黄根　脇痛加青皮　腹痛加木香痛甚加吴茱萸　小腹痛加小茴香益智仁

二百五十一

惡寒加桂枝　指頭微寒加桂枝乾姜　厥逆去紫蘇葉加乾姜附子人参白术　胸滿腹脹加枳實　痰嗽加半夏　寒嗽加乾姜肉桂　中脘痛加草豆蔻　脾寒加青皮草果仁檳榔寒多熱少再加桂枝乾姜熱多寒少再加柴胡黄芩　寒熱相半加桂枝柴胡　脾寒未經發表加麻黄連鬚葱白　寒瀉去紫蘇加肉桂乾姜白术　口渴加乾葛　氣滯滿悶加青皮木香　本方隨證加减有未詳者宜照依冲和桂

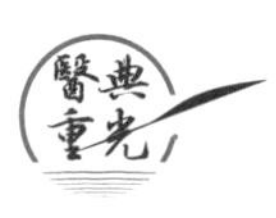

枝湯加減一一並用（二症方有輕重之分而加減稍同）

一內傷房勞之人時常感冒風寒飲食失節或身熱而煩或頭痛而重或氣促而短或惡寒而倦或惡風而咳或自汗而渴或無力以動或飽滿不食諸虛外感等證宜用

參芪補中湯（人病虛而輕方藥重而淺）

人參　黃芪去芦　茯苓　麥門冬　陳皮

白术　柴胡去芦　當歸　炙甘草　前胡

頭痛加川芎藁本　潮熱加黃芩　惡寒加桂枝

二百五十二

乾姜　有痰加半夏　腹痛加木香吴茱萸　身體痛加羌活獨活　惡風加防風　寒嗽加乾姜細辛　風嗽去参芪當歸加杏仁防風　痰嗽加半夏　虚嗽加五味子　氣虚甚加附子去前胡柴胡　小便頻數加益智仁　小腸　痛加小茴香益智仁山查挾寒再加乾姜肉桂　指頭微寒加桂枝背惡寒加乾姜肉桂加挾痰再半夏　嘔吐加丁香砂仁去甘草　寒熱往來加草果仁肉桂熱甚加黄芩　飲

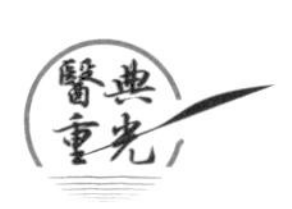

食不消飽滿加麥芽神麯山查香附草果仁　不思飲食加砂仁白豆蔻仁草果仁　内熱盛加地骨皮倍人參麥門冬　本方隨證加減有未備者仍宜依前冲和桂枝湯冲和紫蘇飲二方加減一一查用

三疟主方有輕重之分而隨證加减稍同

一脾胃素虛之人内傷飲食外感風寒其證增寒壯熱頭目昏疼惡寒倦怠嘔逆惡心飽滿痞悶噫氣吞酸停積滞下一切夹食傷寒等證宜用

二香化滯湯　人痛虛而實　方藥平而淺

藿香葉　半夏　蒼术　厚朴　紫蘇葉

香附米　人參　陳皮　生姜

頭痛加川芎白术　身痛項強加羌活獨活　腹痛加草豆蔻南木香　小腹痛加南木香　胃寒加丁香砂仁　胃氣虛弱或脾困氣短去厚朴加砂仁南木香白术倍人參　傷食腹脹不思飲食加砂仁枳實白豆蔻山查神麯麥芽炒　間食氣即嘔加砂仁青皮去人參　吞酸加砂仁丁香乾

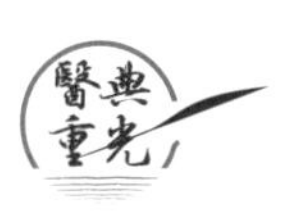

薑　胃脘痛加撫芎木香　嘔逆或吐黄水加丁香砂仁　潮熱加柴胡黄芩　腹痛脹硬口乾煩燥大便秘結去藿香葉人參紫蘇葉加枳殼大黄芒硝

辯諸證頭痛

額前痛身熱惡風屬風惡寒屬寒眉眶痛風邪在經兩太陽痛邪客巨陽腦頂痛氣虚受風腦枕痛腎虚枕冷左痛血虚有風右痛痰盛多熱痰熱痛身熱多

瘀口燥咽乾痰厥痛頭旋眼黑氣急肢冷火盛痛痛
苦如裂心煩壯熱食積痛發熱惡寒而身不疼脚氣
痛肢節沉重脚膝屈弱血虚痛形瘦色槧氣虚痛氣
乏之聲微氣血兩虚頭重痛微身倦形衰

附録古今治感冒風寒應驗二方

九味羌活湯　凡感冒風寒寒熱頭項脊腰四肢
強痛并疫癘晚發等證　此方不犯三陽經禁解
利神方　雜病亦可用

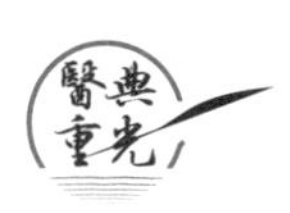

羌活治太陽　防風去芦治少陽　各一錢伍分　蒼术米泔浸治太陰　白芷治陽明　黄芩治太陰肺　生地治少陰心　各一錢二分　細辛治少陰三分　川芎治厥陰一錢三分　甘草緩衆和中五分　生薑三片大棗二枚葱白二莖水煎熱服取汗如無汗用熱粥助之　太陽證加羌活藁本　陽明證加升麻葛根白芷　少陽證加柴胡黄芩　太陰證加蒼术厚朴枳實　少陰證加桔梗知毋

厥陰證加川芎柴胡　夏月加石羔知毋　服此湯後不作汗加蘓葉　悪風自汗加桂枝夏月去桂加芍藥　汗後不解加大黄　嘔逆加薑汁有痰加半夏　肌熱加柴胡葛根　喘而悪寒身熱加生地杏仁　虚煩加知毋麥門冬青竹茹胸中飽悶加枳殼桔梗　中風行經加附子　便閉加大黄　中風兼五痺等證各隨十二經内外上下寒熱温凉四時六氣加减補瀉用之煉蜜為

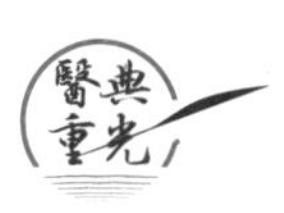

九九妙

五積散　凡感冒風寒頭項脊腰四肢强痛或惡風寒嘔逆惡心或夾食傷寒發熱惡寒頭痛胸滿腹脹及寒濕尅下經絡腰脚疼痛酸痺等證　雜病亦可用

枳殼炒　麻黄　白芍酒炒　各四錢　當歸酒洗

半夏泡　各二錢　官桂去皮　川芎　白芷

厚朴去皮姜汁炒　乾薑泡　桔梗去芦　蒼术米泔浸

白茯苓去皮　陳皮略去白　各五錢　甘草炙一錢　右散每服七錢生薑七片煎熟滓去入酒服身體疼痛加羌活防風　寒甚加附子勿入酒腰痛加桃仁胡香小茴香蜀鹽再加杜仲川續斷破故紙蜀風只加秦艽防風　小腸氣痛加呉茱萸小茴香　遍身疼不止加乳香沒藥北細辛咳嗽加杏仁桑白皮　夏月除乾姜官桂加黄蓮天氣暄熱或春分後雖無汗當去麻黄换蘇葉

腹脹滿不快或大便不去除人參加山查神麯枳實香附　潮熱或肌熱去乾薑加柴胡乾葛　手足攣拳加檳榔木瓜川牛膝　手足瘋緩加烏藥獨活川續斷木瓜防已檳榔川牛膝　四肢麻痺加烏藥羌活殭蠶　足浮腫加五加皮大腹皮川萆薢檳榔薏苡仁　足成瘋痺加羌活獨活防風防已川萆薢檳榔川牛膝　凡人素患痛瘋因寒風而發者加羌活獨活先表散外邪嗣後依各經

風寒濕熱隨證調治

瘧

瘧者虐也弱也正氣為邪氣所虐而正氣弱也故無汗與未汗之先以散表邪為主除其虐也若有汗與既汗之後以扶正氣為主補其弱也其名不同病發寒熱一歲之間長幼男女病狀相若沾染時行變成寒熱名曰疫瘧寒熱日作夢寐不祥多生恐怖名曰鬼瘧宜用禁避厭禳之增寒少熱寒從背起腰痛頭重屬膀

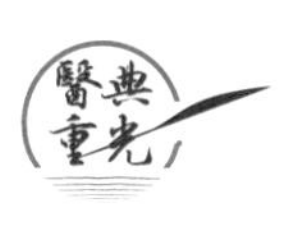

胱名曰寒瘧壯熱鼻乾煩燥熱甚久後乃洒淅微寒日晡時發屬胃名曰熱瘧寒熱相半胸脇痛口乾苦屬膽名曰風瘧熱多寒少心煩怔忡屬心名曰濕瘧单寒少熱腰疼足冷屬腎亦曰寒瘧先寒後大熱咳嗽屬肺名曰痺瘧熱長寒短筋脉揪縮屬肝亦曰風瘧寒熱相停善饑不能食食已支滿腹急痛屬脾名曰食瘧又名痰瘧經年不瘥瘥後復發遠行久立下至微勞力皆不任名曰勞瘧數年不瘥百藥不斷結

為癥瘕在腹脇名曰老瘧亦曰母瘧大抵瘧病細而分之名狀種種不同統而言之先寒後熱為寒瘧先熱後寒為温瘧但熱無寒為癉瘧但寒無熱為牡瘧是皆不出於陰陽上下交爭虚實更作也蓋風者陽氣也寒者陰氣也先傷於風後傷於寒即先熱後寒先傷于寒後傷于風即先寒後熱陰氣先絶陽氣獨發則但熱無寒陽氣先絶陰氣獨發則但寒無熱其温瘧得之於冬邪氣延于骨髓其寒瘧得之於夏邪

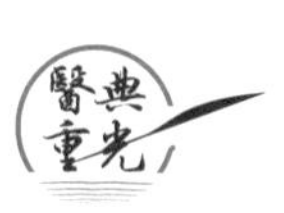

氣客于皮膚腠理之間瘴瘧之氣實而不堪且不及於陰牝瘧之氣虛而世且不及於陽矣是皆發作有時發在夏至後處暑前乃傷之淺者發在處暑後冬至前乃傷之重者發於子午卯酉日者乃少陰心經之瘧發於寅申巳亥日者乃厥陰肝經之瘧發於辰戌丑未日者乃太陰脾經之瘧故邪氣中於風府則間日而作邪氣客于頭項則頻日而作氣有虛實邪中不同斯發作日時有早晚先後之異也然揔之瘧

屬於陽者治宜養胃驅邪瘧屬於陰者治宜調脾截補邪瘧及新發者可截可散虛瘧及久病者宜補氣血必不可截若新得病及未經解表其勢正熾而遽用截藥致傷脾胃雖或暫瘥瘥後必復復則增重多致延綿不休其欲截瘧在陽分者可截在陰分者用藥引至陽分方可截之○倘被醫輕試劫藥脾胃之氣大傷病必難愈○輕為老瘧○重為鼓脹○多致不瘳○欲治老瘧必先以參术半夏陳皮等藥輔以其瘧其經之

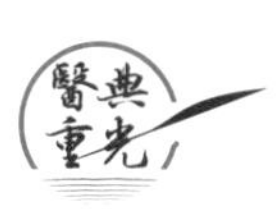

品大補脾胃調和血氣爲主散邪次之方能補偏救
弊若得大汗而體重又宜峻補俟汗沾沾微出下過
委中方是佳兆或老瘡係風寒暑濕邪入陰分尤宜
用血藥引出陽分而散用川芎撫芎當歸紅花蒼术
白术白芷黄栢甘草煎露一宿温熱服之後當滋補
正氣仍節飲食避風寒遠房勞無有不愈者此諸瘡
證病因與治法之大要也○外有病久陰虚每日午
後惡寒發熱至晚亦得微汗而解脉必虚弱而數宜

用人参白术黄芪當歸陳皮麥門冬知母升麻生薑大棗等味煎服寒重者去知母加炒乾薑○又有思慮過度勞傷心脾每日至晚惡寒發熱驚怖若捕脉必虚弱此心虚不生血脾虚不統血血虚故病見於陰也用人参白术茯神黄芪龍眼肉酸棗仁南木香炙甘草生薑大棗煎服○此二症似瘧非瘧若誤作瘧治而用常山砒丹草果等劑亦至不救當以脉證辨之瘧脉自弦二症脉必虚弱或數或大必不弦細

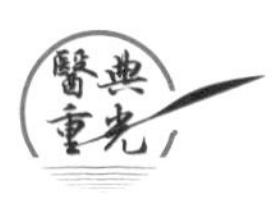

審虛實而療之斯不傷人命矣

疫癘　人病重下藥深

代天宣化飲　治時行病證詳論中

香附　紫蘇葉　甘草　山梔　黃栢　大黃蒸　黃連　黃芩

氣虛者四黃俱用酒炒少加人參寒多去大黃山枝少加肉桂草果仁

寒癘　人病重而輕方藥深而淺

桂薑湯　治膀胱腑病證詳論中

乾姜　肉桂　白芷　陳皮　厚朴　當歸
川芎　白芍　甘草　蒼朮　半夏　麻黄　姜
身體痛加羌活防風　頭苦痛加細辛　腰痛加
獨活羌活小茴香　汗出寒退而熱不退汗難已
用小柴胡湯合桂枝湯和解

熱瘧　人病實而重
方藥清而深

清胃湯　治胃腑病證詳論中
柴胡　黄芩　大黄　芍藥
石羔　知母　甘草　粳米
微惡寒去大黄少加桂枝

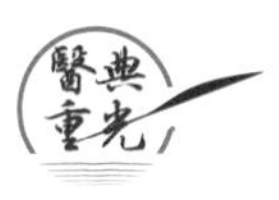

風瘧　人病輕虛 方藥和解

清和飲　治膽腑病證詳論中

人參　柴胡　桂枝

黃芩　甘草　生薑

渴加乾葛　脇痛甚加青皮　不渴有痰加半夏

渴而有痰加貝母　胸膈脹滿加枳殼桔梗

濕瘧　人病虛而輕 方藥補而淺

補心湯　治心臟病證詳論中

人參　白茯　白朮　柴胡　甘草　生姜

黃芩　半夏　猪苓　澤瀉　肉桂

口乾或渴去半夏加乾葛天花粉

寒瘧 人病虛而重方藥補而派

溫經湯 治腎臟病證詳論中

熟附 肉桂 半夏 大棗 陳皮 白茯 生姜 炙甘草

氣虛甚加人參 脾虛加白朮 腰痛甚加川續斷破故紙 中寒甚加乾薑 有汗去陳皮半夏加黃芪蜜炙白朮 腎氣痛加蓽澄茄 小腹痛加小茴香鹽炒吳茱萸 無汗加麻黃細辛

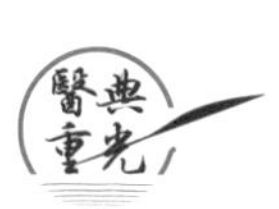

癉瘧　人病輕　方藥淺

清肺飲　治肺臟病　證詳論中

人參　乾葛　南木香　枳殻　甘草　白茯

前胡　桔梗　紫蘇葉　半夏　陳皮　生姜

初病去人參溫服進取微汗　渴去半夏　嗽不止先加杏仁桑白皮　又不止加五味　熱甚加柴胡黄芩去南木香　氣急加紫蘇子蘿蔔子去人參

風瘧　人病實而輕　方藥表而淺

疎風湯　治肝臟病　證詳論中

麻黄　烏藥　陳皮　川芎　殭蚕
羌活　防風　白芷　獨活　柴胡
熱甚加黄芩　血熱加生地赤芍　寒不去加桂枝　脇痛加青皮

食瘧　人病虚而實方藥補而浅

舒脾飲　治脾臟病證詳論中
柴胡　黄芩　草果仁　青皮　神麯
白茯　蒼术　厚朴　陳皮　香附
嘔吐去黄芩加丁香砂仁　脾倦去青皮厚朴黄芩加白术人參白豆蔻肉豆蔻甚則再加附子　脾熱加

知母

勞瘵　人病虛而重，方藥補而深

溫中湯　治腑臟病證詳論中

乾姜　白朮　人参　甘草　肉桂　陳皮　茯苓　黃芪

腹濡滿時減去甘草　嘔吐加半夏姜汁又不止加丁香　砂仁　蜷卧沉重少加附子　身躰痛加附子　腹痛加南木香　血虛加川芎當歸　頭痛加白芷細辛川芎　腰痛加川續斷破故紙　不思食加

丁香砂仁白豆蔻仁　泄瀉加肉豆蔻

老瘧　人病久而虛方藥平而補

實脾湯　治元氣虛弱證詳論中

人參　白朮　半夏　白茯　生薑

陳皮　蒼朮　草果仁　炙甘草

不思飲食加砂仁　脾倦氣短加附子　畏風寒

加黄芪防風乾薑　連服此湯數十帖俟脾胃壯

盛一日加飡身體康強瘧不截而自愈矣倘邪未

盡去癥癖尚存方宜用消導丸散除其病根此其

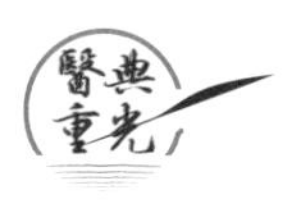

時也前此脾胃之氣𢖽真陽之氣衰慎勿輕用以傷生願同志者慎之

消導丸　人病實而重方藥軟而深

鼈甲炙　三稜　莪朮俱醋煑　青皮　桃仁

真海粉　紅花　半夏姜汁蒸　神麯　陳皮

莪朮炒　香附醋蒸

右為末神麯酒打糊為丸

雖服此丸猶宜與實脾湯間服服二日丸服一日湯此一消一補之法庶不復傷元氣

凡瘧病一日一發者受病一月間日一發者受病半

年二日連發住一日者乃陰陽受病氣血两傷最為難治當憑日辰按陰陽而調理

子午卯酉日發者乃心陽不足治宜扶陽抑陰

扶陽湯 人病虛而重方藥補而深

人參 白茯 白术 當歸
川芎 肉桂 乾姜 草果

虛甚加熟附子服此數十貼不愈度可截而截之

寧心飲 截劑

肉桂 丁香 砂仁 乾姜 南星姜製 人參
白术 川芎 檳榔 草果仁 常山切片燒酒

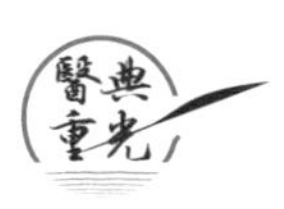

浸一伏時去酒略炒帶濕即入百草霜同炒乾去百草霜不用　用常山獨倍諸藥　水酒煎　發日早空心服一劑　臨發先時又服一劑

常山製得有法必不吐要吐勿製

寅申巳亥日發者乃肝木受邪治宜平肝補脾

平肝飲　人病實而輕方藥平而淺

柴胡　青皮　蒼朮　檳榔

厚朴　陳皮　白芷　白朮

熱多加黄芩　寒多加桂枝　服此數十貼不愈

度可截而截之

代朮湯　截劑

檳郎　蒼术　厚朴　草果仁　青皮　陳皮
芍藥　常山製法現前倍用　煎服同前

辰戌丑未日發者乃脾土受邪治宜補脾益心

補脾飲　人病虚而輕方藥補而淺

白茯　白术　川芎　柴胡　白芷
陳皮　半夏　檳郎　前胡

熱多加黄芩　寒多加桂枝　服數十貼不愈

度可截而截之

清脾湯　截劑

桂枝　檳郎　知母　草果仁　陳皮　白术
藿香　常山製法現前倍用　煎服同前

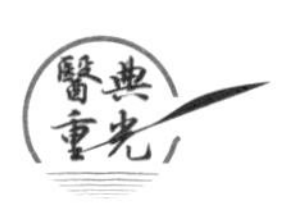

凡風寒之邪已入臟腑而成瘧者宜依前病證方藥逐一細查按證按治調理若邪在經在表未入乎腑臟不拘日數多少似瘧非瘧者則用後四方擄邪氣盛衰而用方藥或寒瘧不時雖非瘦癘而一時人病寒熱往往長幼相若者亦用後四方

香薷飲　治頭疼身痛寒熱作止有時無汗邪在表而表實者　人病實而輕方藥表而淺

香附　紫蘇葉　白芷　芍藥　羌活

陳皮　麻黃　乾葛　升麻　熱服取汗而愈

柴芩湯　治口渴頭疼身痛增寒壯熱作止有時

邪在表而表盛者　人病實而重　方藥解而深

知母　石羔　乾葛　黄芩

柴胡　猪苓　澤瀉　羌活

桂芍湯　治頭疼身痛項強寒熱作止有時有汗

邪在表而表虚者　人病實而輕　方藥解而淺

桂枝　芍藥

甘草　防風

知母葛根湯　治人氣盛實裏不受邪而邪經旬

猶在表寒熱一日二日一發發時或頭痛或口渴

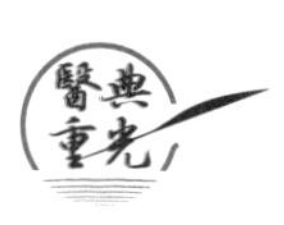

或初病寒熱數日已經解表而元氣壯實者皆宜

人病實而輕方藥峻而淺

黄芩　柴胡　知母　乾葛　烏梅　常山　右各苐分水酒煎臨發日早服以吐為度　若欲不吐則常山當如前法精製

瘟疫

瘟疫者因天行不正之氣人染之而成病也經曰蒼天之氣清淨則志意治順之則陽氣固雖有賊邪弗能害也又曰冬不藏精者春必病瘟傷寒論曰春應

温而反清夏應熱而反寒秋應凉而反熱冬應寒而反温或久雨亢暘反此正令非其時而有其氣皆曰疫癘曰黄病疫氣之萎大則流行天下次則一方次則一鄉次則偏著一家悉由氣運欝發有勝有伏遷正退位之所致也其證項強睛疼四肢痛增寒壯熱大類乎傷寒其脉陽濡弱陰弦緊更遇温氣變為瘟疫瘟病得二三日體熱腹滿頭痛食飲如故脉直而疾八日死或遇四五日頭痛腹滿而吐脉来細而強

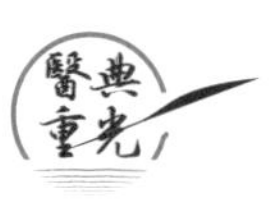

十二日死又過八九日頭身不疼目不赤色不變而反利心下堅脉來濇濇按之不足舉時大十七日死或汗出出不至足者死或厥逆汗自出脉堅强急者生虚軟者死或下利腹中痛甚者死其治必先推運氣之勝負次辨人稟之强弱與所感之淺深而施汗下清觧三法初病汗輕病清觧實病下藥中其的病未有不愈者若謂證屬陽明少陽二經不可大汗大下宜從中治其氣弱而感淺者固宜微汗微下或氣

發而感深者非大汗大下邪何由去正何由復必至纏綿不休而死又謂有當從補治者用解毒丸散氣虚而用四君子湯送血虚而用四物湯送大非也蓋疫癘之氣其毒最爲酷烈餂傷元氣日深一日即欒專力竭才亢懼弗勝况以半解半補之劑治之吾恐正氣欲補而未獲補邪氣不欲補而先受補邪得補而愈熾病日增加矣即不加甚定增纏擾誠爲無益而又害之也故與其一劑之中用解而又用補孰若

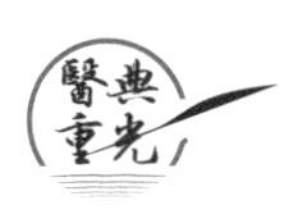

一二劑之內即解而旋即補使藥力精專而邪氣頓除除後或即平補或即峻補任我而施為也何畏首畏尾之若是乎古人朝用附子暮用大黃自非神聖其孰能與於斯

一治四時瘟疫頭痛項強增寒壯熱發斑煩燥大渴面赤目紅或面紫黑狂言等證宜用

代天宣化湯 人病重方藥深

甘草甲己年君 黃芩乙庚年君 枝子丁壬年君

二百七十

黄柏丙辛年君　黄連戊癸年君　香附　紫蘇葉　各减半　大黄酒蒸用三倍　人中黄一倍

雄黄　硃砂　各用少許為末

水煎去滓調雄黄硃砂末冷服

一治瘟疫頭項強痛發熱惡寒無汗等證宜用

升麻芍藥湯人病實而輕方藥表而淺

升麻　乾葛　芍藥　黄芩　柴胡　甘草

先用此湯取汗汗不出加紫蘇葉或加麻黄　汗

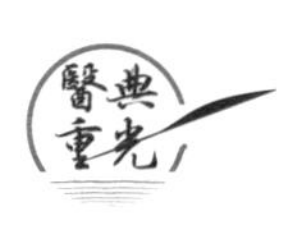

後熱不解煩燥口渴加石羔知母麥門冬　熱甚或乾嘔胸膈緊加黄蓮枳殼　如頭疼身痛加羌活防風

一治瘟疫發熱煩燥口渴舌乾有汗等證宜用

黄蓮石羔湯　人病實而重　方藥鮮而深

黄蓮　石羔　知母　前胡

乾葛　黄芩　甘草　麥門冬

發斑加牡丹皮生地　胸膈滿悶加枳殼桔梗

小便赤澁加猪苓澤瀉枝子仁　大便堅燥加枳

實川大黄　熱不退加人中黄

一治瘟疫発熱煩燥口乾大便實堅燥結或秘或肚腹硬痛等證宜用

大黄石羔湯　人病實而重方藥下而深

石羔　大黄　黄連　枳殼

黄栢　黄芩　梔子　赤芍

服此湯下後則宜和解　如未下熱不退腹中不和加玄明粉再服以利為度

一治四時瘟疫汗後下後餘邪未盡除者或初得之

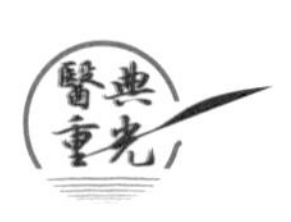

一二日頭痛項強寒熱輕微等證宜用

羌活消毒飲　人病輕而實　方藥平而淺

羌活　獨活　前胡　柴胡　白茯
川芎　桔便　枳殼　防風　甘草

氣虛加人参　血虛加當歸　口渴加乾葛薄荷

或加天花粉　脾虛加白术　胸膈脹滿加厚朴

陳皮　小便赤澁加猪苓澤瀉

附録治瘟瘦二方昔人所常用者　方現前

九味羌活湯　治瘟瘦初感一二日間服之取汗

而愈其効如神

黑奴丸　治瘟毒發斑煩燥大渴及時行熱病六七日未得汗脉洪大沉數面赤目眩身痛大熱狂言欲走渴甚又云五六日已上不解熱在胸中口禁不能言為壞傷寒醫所不治棄為死人精魂已竭心下尚溫斡開其口灌藥下咽則活

大頭天行病

大頭病者乃陽明邪熱太甚資實少陽相火而為之

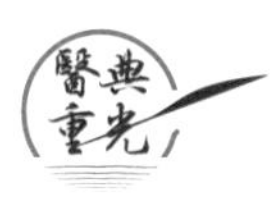

也濕熱為腫太盛為痛邪見於高巔之上多在兩耳前後先出皆主其病也治法不可用降藥亦不宜藥速降則入裏速則過其病所謂上熱未除中寒復生必傷人命宜用解散緩藥徐徐少服當視其腫勢在何部隨經治之斯為良法 陽明為邪首大腫少陽為邪出於耳前後

三黄解毒湯 治大頭天行疫病 人病實而重方藥解而深

羌活　黄芩　黄連俱酒炒　連翹

川大黄酒蒸　生甘草節

徐徐呷之隨痛加減 痛止去大黄 如痛未退

加鼠粘子　再不退煎熬去滓入芒硝泡溶飽後時時少飲嚟取大便邪氣已則止　陽明渴加石羔　少陽渴加瓜蔞根　陽明行經升麻芍藥葛根甘草　太陽行經甘草防風荊芥并與上藥相合服之

普濟消毒飲子　治疫癘初覺增寒壯熱體重次傳頭面腫盛目不能開上喘咽喉不利舌乾口燥

俗云大頭傷寒　人病實而重方藥解而深

黄芩半兩酒製炒　人參三錢　陳皮去白二錢

黄連半兩酒製炒　甘草三錢　連翹去心一錢

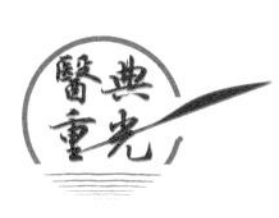

玄参去芦二錢　白殭蚕七分炒　升麻七分
柴胡去芦五分　桔梗去芦三分　板监根一錢
馬勃一錢　鼠粘子一錢
右㕮咀每服五錢　稍熱服徐徐呷之
或加防風川芎薄荷當歸身　大便硬加酒蒸川
大黄　腫勢甚以砭鍼刺之

蝦蟇瘟

蝦蟇瘟屬風熱○先用防風通聖散觧之○次用小
柴胡湯加防風羗活荊芥薄荷桔梗和之○外用
側栢葉擣汁調火煆蚯蚓糞敷之○冬瘟咽喉腫

痛用甘桔湯頻頻呷之○冬瘟頭面腫用萎蕤散表解之　方俱現前

人黄散　治四時疫癘大頭天行等病

糞缸岸置風露中年遠者佳水飛細研一兩重　甘草三錢　辰砂雄黄各一錢五分　右為末每服三錢煎薄荷桔梗湯送下日三五服

瘴氣

瘴氣者山嵐霧毒惡氣人感之而成病也治宜燥濕

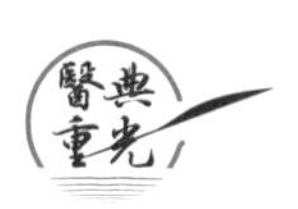

人病頭痛項強增寒壯熱嘔吐不食等證宜用

藿香平胃散 人病實而輕 方藥表而淺

蒼朮 厚朴 陳皮 生姜

甘草 紫蘇 藿香 石菖蒲

人往嶺南不服水土者可常服此湯兼辟一切邪惡之氣免生瘴瘧

暑瘟

暑瘟者温暑之月天行瘟疫熱病也治宜清暑觧毒

人病頭疼身熱口渴等證宜用

羌活葛根湯　人病實而重方藥清而深

黄芩酒炒　知母酒炒　乾葛各一钱　石膏

白芍酒炒　黄連酒炒　人参各一錢五分

升麻一钱　甘草七分

羌活三钱　生姜三片

胸膈痞悶痰涎壅寒加枳實半夏生姜汁　脾胃不實加白术

瘟黄

瘟黄者時氣發熱變為黄病也治宜内瀉濕熱人病遍身發黄發熱小便短澁或出黄汗等証宜用

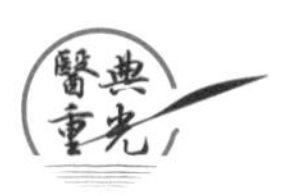

茵陳白术湯 方藥滲而泄人病虛而重

茵陳 梔子 白术 白茯 厚朴 木通 乾葛 人參 黄蓮姜汁炒各一錢 白芍酒炒 各一錢五分 生薑三片

小便赤甚加猪苓澤瀉燈心 肌表熱加柴胡黄芩

醫經會解卷之五

暑

暑者夏令酷熱之氣也屬陽而其證亦陽間或有陰陰即中暑也經曰寒傷形熱傷氣以其長夏人氣浮於肌表已為中虛且熱盛汗出重虛其陽故云傷氣也夫暑之傷人先自口牙而入而心主病心不受邪胞絡受之胞絡本相火也以火濟火而熱益熾故人病口渴身熱無汗乾嘔煩燥頭疼熱瀉腹痛間有發

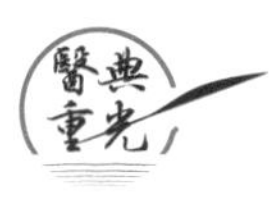

斑發狂等證皆屬陽也即易老所謂動而得之爲中暍宜用陰劑以清觧之者正治而煩燥身熱不减恐必發斑乃熱毒藴於皮膚毛竅閉塞欝欝不得舒張熱氣内伏故增煩燥非火發表熱何由而得越即身患口渴時值長夏雖忌發汗恐復忘陽而走津液不知邪氣賴發散以踈通而邪氣受之安能滲耗精液乎即用升麻麻黄乾葛荊芥赤芍之品無妨惟不當用而誤用其爲禍必不小矣傷暑已上論至於元氣素虚

腠理不密易於感冒暑邪之熱客於皮膚洒然大汗渾身壯熱加之乘涼取冷過多或過食生冷之物寒邪乘虚復客入之是暑先而寒後暑輕而寒重寒暑两感其病根已植於此復静久而動或觸暑邪而發或觸風寒而發人病頭重身疼腰痛腹痛嘔吐口苦身熱自汗不惡風寒（因暑而發）或惡風寒（因風寒而發）不欲飲食形體拘急或煩燥或昏沉似睡非睡等證皆屬陰也即易老所謂静而得之為中暑宜用陽劑以温散

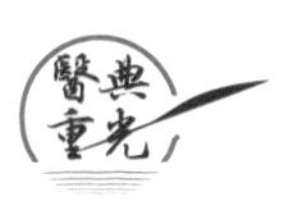

之服後而諸證定惟煩燥劇乃熱邪未去宜稍易以清涼如人参麥門冬淡竹葉之類以清熱而解煩其無煩燥者不必如此也（已上論中暑）其盛夏時又有感寒感暑二證視前二者為稍輕實不可以無别均一發熱也然熱有進退則為感暑熱無停息則為感寒暑宜清暑寒宜散寒可也若夫注夏元氣不足頭疼脚軟食少體熱者宜補益中氣為主以其陽浮於外伏陰在内也（陰字兼虚義非獨謂陰）尤宜調節飲食無妄出入間

以人参麥門冬五味子茹之三味名生脉散以却疾此治未病不治已病之妙法也愛身者不可不知

一傷暑身熱口燥咽乾大渴引飲無汗一切中暍屬陽等證宜用

薷苓湯 人病實而輕方藥清而淺

香薷薑汁炒 黄蓮 白茯 猪苓 澤瀉 萹荳炒 淡竹葉

乾嘔煩燥加天花粉麥門冬青竹茹 頭疼加石膏 渴盛不止加麥門冬石膏寒水石 小便不

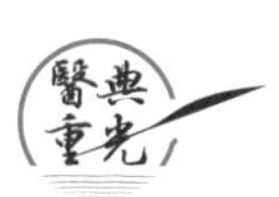

利加滑石甘草　嘔吐去黃蓮加生薑汁藿香陳皮　水瀉加滑石甘草又不止加白朮炒　發斑加石膏知母或加黃芩生地　腹滿泄瀉加厚朴陳皮蒼朮白朮　氣虛加人參或加至一二錢麥門冬五味子白朮少用香薷　有痰加貝母瓜蔞仁　胸膈膨脹加厚朴桔梗枳殼　腹痛加厚朴芍藥夾食加香附神麯麥芽山楂　脾虛加白朮　肌表熱加黃芩柴胡　內熱加黃栢知母　挾風咳

嗽加桔梗杏仁去淡竹葉　挾風證有搐搦加羌活防風有風痰再加南星竹瀝薑汁　汗大泄無氣以動少用香薷加人參白术黄芪炙　煩渴肢冷小便已洒然毛聳前版齒燥加人參石膏知母去毛　煩燥譫狂加知母黄芩石膏　大熱狂叫奔走不能制伏者先用真青布五六尺摺疊數重新汲凉水一大盆浸之稍濾乾搭於病人胸前并背心須臾蒸熱再浸再搭良久狂定　次用玄明粉

二百八十

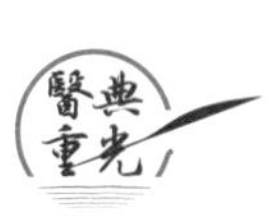

二錢寒水石黄連各一錢半珍珠辰砂各一錢俱為末後用鷄子清一枚白蜂蜜一匙同前末藥用新汲水調攪匀服此暑邪客於心經服之而狂必愈　熱邪傷肺咳嗽發寒熱盜汗出不止脉徵者乃火乘金也宜獨用秦艽桑白皮杏仁茯苓地骨皮柴胡川大黄用酒䓪藶等味治之

一中暑頭痛身體拘急肢節痠疼肌膚大熱腰痛嘔吐昏沉或有汗或無汗或惡寒或不惡寒一切中

暑屬陰等證宜用

參术湯　人病虛而重　方藥補而深

人參　白术　乾薑　藿香

川芎　肉桂　白茯　陳皮

頭痛甚加細辛　身躰痛加羗活防風　虛寒甚

身痛厥逆脉沉微欲絶加附子　嘔吐不止加丁

香砂仁薑汁　無汗加紫蘇葉　自汗過多身軟

或汗出不止加黄芪蜜炙白芍酒炒去藿香陳皮　腹

痛加木香　少腹痛加塩炒茱萸　嘔吐黑汁

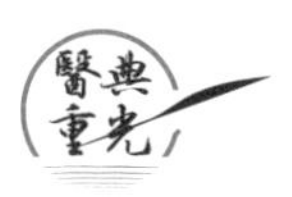

不作腥穢加丁香砂仁香 此停寒飲冷食積而然非血黑也血症則必腥穢或口苦方宜從血治

脾胃不和加木香砂仁 煩燥加麥門冬五味子酸棗仁去藿香陳皮 昏沉加附子黄芪蜜炙 血虛加當歸 腎虛加肉蓯蓉山茱萸破故紙 腰痛甚加川續斷杜仲破故紙 有痰加半夏 惡風加防風黄芪蜜炙 小便不利或赤澁加赤茯苓猪苓澤瀉小茴香 大便欲去不去加附子 大便燥澁加當歸生地黄桃仁

飲食不思加丁香砂仁　大便泄瀉加肉荳蔻訶子　食早胸腹飽脹加神麯麥芽香附　肌表熱加柴胡黄芩　口苦津不到咽去藿香陳皮乾薑加麥門冬五味子　乾嘔煩燥面色戴陽加附子煎熟去滓於冷水中浸冷服之　挾暑加香薷薑汁炒白藊荳炒　腎虛氣上衝加附子沉香　氣不和或作飽悶加木香烏藥沉香枳殼桔梗　頭沉重虛大加附子沉香　飲冷過多水停心下加蒼

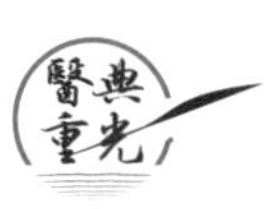

朮丁香砂仁或作脹蒲再加厚朴少許　泄利清氣下陷加升麻　内熱去乾薑藿香加黄栢酒炒褐色知母去毛酒炒麥門冬

注夏

注夏屬陰虚

中和湯人平方平　家居常服免生疾病

人參　黄芪蜜炙　白朮　黄栢炒褐　麥門冬

當歸　甘草炙　陳皮　五味子　生薑大棗

益氣湯人平方平　勞倦辛苦用力過度者宜

黄芪蜜炙　人参　甘草　五味子

麥門冬　陳皮　白术　勞倦甚加熟附

補陰湯　人平方平　勞心思慮損傷精神者宜

人参　當歸酒洗　五味子　酸棗仁　川芎

茯神　生地酒洗　麥門冬　龍眼肉　白芍

清和飲　人平方平　途中常服免生疾病

香薷薑汁炒　人参　白术　五味子

黄蓮　萹荳　白茯　白芍　麥門冬

暑風

暑風者夏月卒倒不省人事是也病有二因因火因痰火者君相二火暑者天地二火内外合而炎爍所

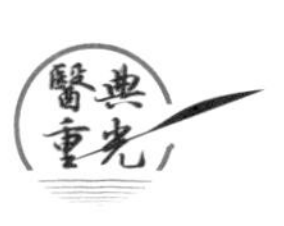

以卒倒也痰者人身痰飲因暑氣内入鼓激痰飲塞礙心竅故手足不知動躡而卒倒也二證人實者皆可用吐以其痰居膈上吐去而病自除吐後仍以化痰降火之劑調之若虚而挾火挾痰則用半夏白茯陳皮甘草黄蓮竹瀝等味治之

或有一時昏中者切不可便與冷水并卧濕地當先以熱湯灌或童便灌及用布醮熱湯熨臍并氣海徐徐令煖氣透徹腹裏俟其甦省然後隨人氣體虚實

用劑　實用前藿苓湯　虚用前参术湯

一一隨證如法加减調理

在旅途中卒然暈倒急扶在隂凉處掬道上熱土於臍上撥開作竅令人尿於其中即甦却即灌以人尿或撓地漿飲之半碗或車輪土五錢冷水調澄清皆可或用大蒜三兩細嚼温湯送下醒後仍照人氣體虚實用劑　實用前藿苓湯　虚用前参术湯

有遠行負重腹中絞痛名絞腸沙身冷脉沉宜用乾薑白术人参烏藥生薑炙井草等味煎服虚者加附

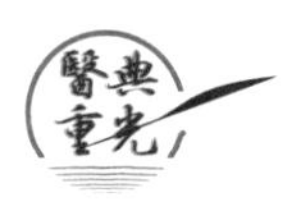

子輕者腹痛或嘔吐用胡椒七分糯米十粒同擂爛再以甘草三分煎湯調服 此方用胡椒以辛散糯米以安脾胃甘草以緩中藥味簡而功効多

癨亂

癨亂者足陽明胃土病也因邪氣食積二者交合以致陰陽反戾清濁相干心腹卒痛暴吐暴下或增寒壯熱或頭痛眩運邪在上焦必先心痛則先吐邪在下焦必先腹痛則先利邪在中焦必心腹交痛吐利並作兩足轉筋甚則遍體拘挛舌卷囊縮手足厥冷是皆由濁氣暴升清氣頓墜胃汁驟亡不能滋養宗筋正一息不運而機緘窮一毫不續而天壞判也其

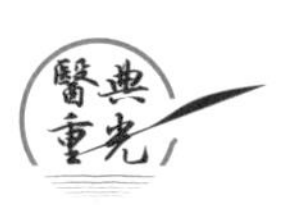

證有冷有熱冷者面慘不光口氣冷息微不欲語言肌膚寒肢節清冷汗時出肚腹疼痛口不渴而喜飲熱脉必沉遲或微而欲絶是也熱者面色如故口氣熱息粗煩燥悶亂肌膚熱肢節温肚腹絞痛或自汗或無汗口乾渴而喜飲冷脉必浮洪或沉而伏是也二證俱宜引清氣上升使濁氣下降先以止吐為主吐定而後湯液可入即隨所見之證審冷熱而調理慎不可遽與穀食雖米湯一呷下咽立死必待吐瀉

止過半日飢甚方可與稀粥少食以漸而將息也至于揮霍撩亂欲吐不得吐欲利不得利者名乾霍亂法曰既有其入必有所出今有其入而不得出者否塞也否塞者死間用盐湯探吐吐之升提其氣不必吐在出痰此塞因塞用之法切不可投以凉劑而速其斃慎之慎之

化氣丸　治本病止吐妙劑　人病重方藥深

木香　沉香　黄檀香　砂仁　檳郎　枳實炒

人参　白术　真藿香　白茯　官桂　大粉草

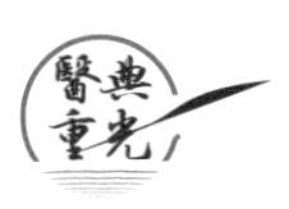

陳皮畧去白　乾姜煨　青皮　白豆蔻仁
桂花　肉豆蔻去油極淨　右俱如常法製取精
製淨各一兩同為細末好酒打神麯糊為丸如梧
桐子大每次酒半口送下五六十丸　重則將丸
擂爛酒調半酒盃服吐立止　方品雖多而力專
此丸不拘大人小兒俱宜　姙婦嘔清水者尤宜

香砂養胃湯　治霍亂冷證　人病虛而重　方藥補而澁

人參　白朮　乾姜　白茯
丁香　砂仁　陳皮

寒濕二氣所干加附子　氣滯加青皮　漕泄不
已加附子　手足厥冷加附子　胸痞滿痛加枳
實茯苓　冷汗出及汗後加官桂附子去陳皮

腹痛手足拘攣轉筋下利加附子肉桂木香白芍濕氣加蒼朮防風　頭痛加川芎白芷　吐苦不止加良薑沉香　食痞冷積加草果仁白豆蔻仁香附神麯麥芽　正傷寒霍亂同此方加減

薷苓清胃湯　治霍亂熱證　人病實而輕　方藥平而淺

香薷姜汁炒　黃蓮姜汁炒　猪苓　白朮
澤瀉　霍香　厚朴姜汁炒　赤茯　陳皮

腹痛加芍藥青木香　煩燥加麥門冬青竹茹天花粉　口渴加木瓜石膏天花粉寒水石　吐苦

二百廿七

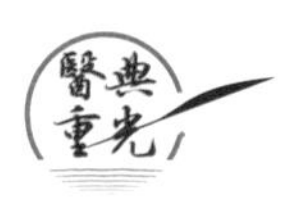

不止加半夏砂仁姜汁　身大熱加柴胡黄芩
水泄不止加滑石甘草　轉筋加木瓜扁豆半夏
杏仁　食積胸蒲腹脹加青皮香附神麯麥芽
氣虛去厚朴少用香薷加人參

芎朮散鬱湯　治乾癨亂　人病鬱而重方藥鮮而深

蒼朮　川芎　陳皮　青皮　白茯苓
半夏　藿香　砂仁　香附　生姜汁　木香剌

蘇合香丸　治乾癨亂　人病重方藥深

用枳殼一分　木瓜半分
煎湯調服

補血清熱湯　治吐瀉止後轉筋如故　血虛血熱

川芎　當歸　蒼朮　紅花少許　生地　赤芍　黄芩酒炒　木瓜

治霍亂已死而胸中尚有煖氣者灸之立甦其法以塩填滿臍孔灸之不計壯數

辨嘔吐噦

嘔吐噦皆屬陽明胃胃者總司也析而言之嘔屬陽明本經多氣多血故嘔有聲有物氣血俱病大嘔酸味刺心而脉細數虛嘔味不刺心而脉遲微〇吐屬

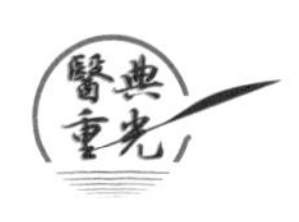

太陽本經多血少氣故吐有物無聲血病上焦吐食已即吐口渴糞燥氣急膈滿病在賁門中焦吐食積氣滯胸滿腹脹或先痛後吐或先吐後痛病在幽門下焦吐便秘溺清小腹急痛朝食暮吐暮食朝吐病在闌門咽喉窒塞飲食入口旋即吐出病在吸門食積吐噫酸氣穢寒積吐清濁混出不作腥臭吐汁久澄清浮濁底血積吐汁出色黑口苦氣腥吐汁久澄浮清底血熱吐口燥喜冷寒吐味淡喜熱暑吐煩渴

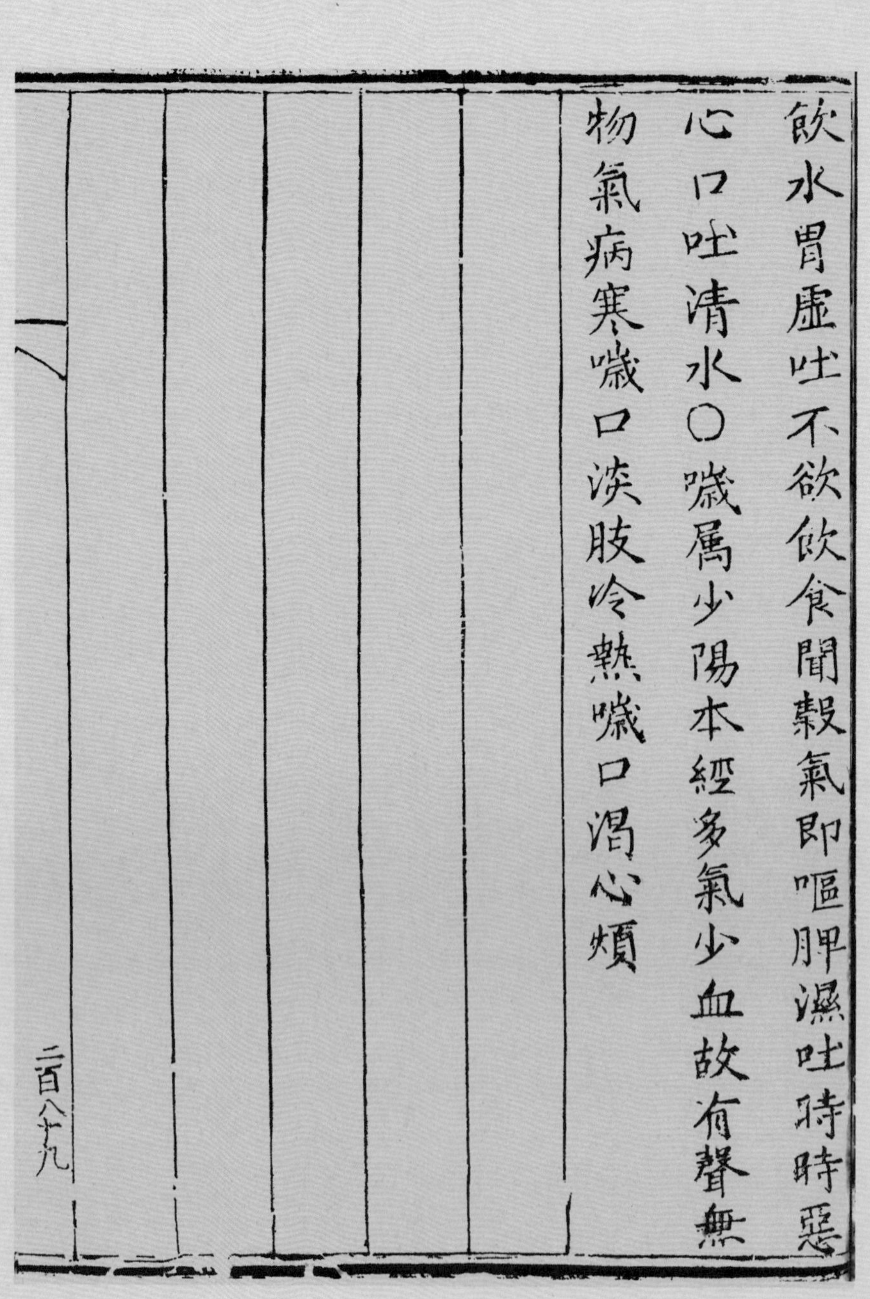

飲水胃虚吐不欲飲食聞穀氣即嘔脾濕吐時時惡心口吐清水〇噦属少陽本經多氣少血故有聲無物氣病寒噦口淡肢冷熱噦口渴心煩

二百八十九

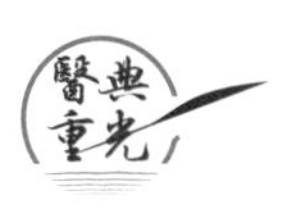

痢

痢者積滯而自下也腸腑宿垢因風寒暑濕之氣觸而即發也間有不正之氣互相傳染而生者亦曰天行病其病初得一二日皆宜蕩滌邪穢消溶渣滓以通利爲先次辯冷熱虛實以調理而扶脾助胃爲上策也其通利之法有二積滯勝宜用丸丸者緩也緩以消之除其積也邪毒勝宜用湯湯者盪也盪而蕩之去其毒也當用丸而用湯毒去而積不除當用湯

而用丸積除而毒不行治失其宜故病皆難愈也其證之冷熱不在論糞色之赤白有赤者亦冷而白者亦熱惟在審糞水之淡薄稠濃與手足之温凉盖四肢爲諸陽之本陽虚則身雖温手足必冷臍下必寒口不渴利久或渴不喜飲食安静自卧小便自利或腸鳴或腹痛糞水淡薄或數至圊而不去或血水或黑血脉必沉遲細小者陰也熱以勝寒陽乎陰也陽盛則身大熱手足温煖臍下必熱乾嘔口渴引飲或

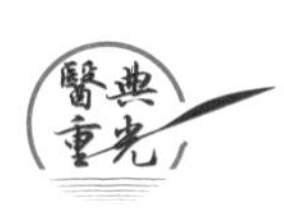

腹痛或後重小便赤澁煩燥悶亂糞水稠粘或穀道大熱或膿血或血紫脉必浮洪實數者陽也寒以勝熱陰和陽也法曰證與脉合者生相反者死今痢為有餘之證脉宜洪大數實乃為脉證相符而可治今又有不治者何蓋痢疾雖屬有餘而下利則傷氣傷血實為有餘中不足故脉沉小流連者生洪大數身熱者死細小安靜者生浮大而緊者死陰疾見陽脉者生陽症見陰脉者死身熱脉大者半生半死糞以

取起如系不斷者生斷續不接如水泡者死或下純血者或如塵腐色者或如屋漏水者或大孔開如竹筒者或唇如硃紅者俱死或如魚腦髓者此半生半死也至于禁口痢先哲謂胃雖虛亦熱氣閉塞心胸間所致而用黄連人參煎湯終日呷之又用田螺擣盦臍中引下其熱繼以人参白茯石蓮子肉入些少石菖蒲爲末與服之使胸次一開自然思食如斯治法難一槩取効吾恐痢疾胃虚而熱者百有一二胃

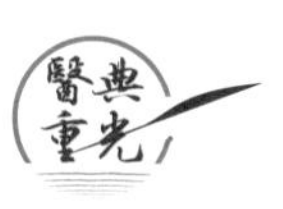

虚而寒者十有八九胃陽主氣胃虚挾熱兩失相煽必消穀善飢而能食安有胃為熱壅而不食乎惟胃陽將絶脾陰已憊乃不能納受水穀也病或出于虚熱者猶為可生病多出於虚寒者實為難治即用燥胃醒脾辛熱峻劑亦不免於死况以参蓮之弱卒而欲取勝於虎視之渠魁乎若夫受病既久氣血俱傷脾胃氣陷經年不愈名曰休息痢正宜急則治標先澁止之後隨證調理健脾胃補氣血而緩治其本也

痢後手足疼痛，名鶴膝風，熱毒未盡，治宜解毒。瘧後變成痢疾，脾胃虛弱，治宜補虛。二證不可以痢疾正法治之也。

化滯丸　治痢疾冷積通劑　人病實而重，方藥峻而深

南木香　丁香　青皮　陳皮去白，各二钱半　黄連　三稜慢灰火煨　莪术慢灰火煨，各四錢八分　半夏湯泡，去皮臍，以白净者為末，生薑汁和拌，晒乾，二錢五分净。一云用三錢

已上藥俱晒乾為末。巴豆去殼，用肉滚湯泡，逐一剥開，去心膜并嫩皮，入瓦礶仔内，用好醋浸一宿，后用慢火熬至醋乾，秤六錢，研細極爛，方將前細藥末和匀，再研匀，後入烏梅膏。巴豆若乾，只用四錢

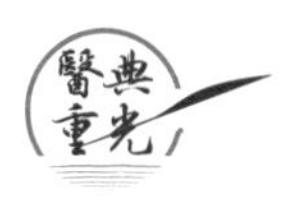

五分　烏梅去核取肉厚者細切焙乾為細末五錢用好米醋調罨清慢火熬成膏　入前藥末再研　右用通和匀将白麺入錢重水調得所慢火煑糊為丸如粟米大每服五七丸入盛者十九五更時空心　小兒三丸用橘皮湯下

常服磨滯不欲通瀉津液嚥下　有所積物取本汁冷下　停食飽悶枳殼湯下　因食吐不止津液嚥下　食積瀉不休及癨亂嘔吐俱用冷水下

赤痢甘草湯下湯用冷服　白痢冷痢乾姜湯下

遇仙丹　治痢疾熱積通瀉　人病實而重方藥峻而深

二百九十三

黑牽牛揀淨八兩一半取生頭末二兩淨一半炒取熟頭末二兩淨共四兩　三稜去毛五錢淨醋煮　莪术　茵陳　檳郎各五錢淨俱生用　猪牙皂角五錢煮水　川大黄煨熟二兩　青木香五錢　芒硝篩淨二兩　右為細末用皂角汁麺糊為丸如梧桐子大每服三錢實者加一錢虛者减一錢小兒止服一錢伍分

鷄鳴時冷茶送下仰卧勿動動則不利利多以稀淡粥補之立止

加味承氣湯　治痢疾邪毒在裏通劑　人病實方藥峻

黄蓮　川大黄　厚朴　木香剌少許

枳實　皂角刺　芒硝

大黄一物湯　治痢疾邪毒在裏通劑　人病虚方藥平

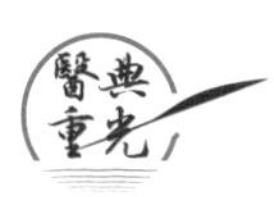

川大黄一兩切片用好酒浸半日便用原酒煎作二服頓飲

二苓湯　治痢疾通後諸證屬陰者宜病屬寒方温補

白茯苓　豬苓　澤瀉　南木香　白术　炙甘草

胃弱氣虛加人參陳皮陳倉米　嘔吐加砂仁丁香　腹痛甚加乾姜　厥逆加人參附子乾薑

大便欲去不去虛坐努加附子人參　便血或清或黑腹痛肢冷口不渴加人參加乾薑炒白芍酒炒當歸　初下後後重不除加檳榔枳殼　餘毒

未盡腹痛加黄連用吴茱萸浸水拌炒　肌表熱加柴胡若指頭冷勿加加人参乾薑　氣痛加乳香沒藥五靈脂　利久口渴去猪苓澤瀉白茯加人参麥門冬五味子虚甚津不到咽再加附子久利不止去猪苓澤瀉加人参黄芪附子肉豆蔻　脾胃不和食入無多加陳皮人参砂仁丁香　小腹痛甚加吴茱萸用黄連浸水拌炒　餘積未盡加香附神麯山查麥芽　赤白相兼加當歸川

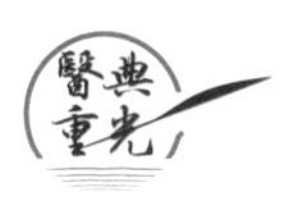

芎人參乾姜　赤黑相兼加蒼朮薏苡仁小便短少再加木通　自汗加人參黄芪炙蜜去猪苓澤瀉南木香　身軟如綿去猪苓澤瀉加人參黄芪附子　利久身痛加人參附子羌活去猪苓澤瀉血虚去猪苓澤瀉加川芎當歸去血過多腹空痛再加阿膠乾姜砂仁

芩蓮湯　治痢疾通後諸證屬陽者宜　病實熱方清解

黄芩炒　黄蓮炒　白芍炒

青木香　猪苓　澤瀉

初下後後重不除加枳殼檳榔毒熱未盡再加大黄苦参積滯未去再加神麯麥芽青皮　肌表熱加柴胡　口渴加石羔寒水石天花粉　小便赤澁加滑石甘草　胸膈飽脹加青皮厚朴枳殼　便血或濁或紫腹痛肢熱加赤芍艾梗側栢葉當歸尾腹痛甚下墜異常加桃仁泥紅花當歸尾枳殼檳榔以行之　赤黑相兼小便赤澁加赤茯苓木通山梔子炒　久利不止加白术白茯人参升

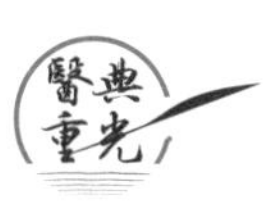

麻去猪苓澤瀉　飲食無味加陳皮半夏　乾嘔加天花粉青皮　煩燥加麥門冬石羔淡竹皮燈心　氣不和加陳皮南木香烏藥　血痢不止加地榆側栢葉烏梅　大孔熱痛加黄栢檳榔外用芩蓮栢枝薄荷荆芥煎湯洗之　食積腹痛加厚朴山查神麯枳實　嘔吐不食加人參石膏枳殼檳榔陳皮梔子炒生薑汁　赤白相雜加滑石陳皮蒼朮白朮　胃弱血虛減芩蓮加人參白朮陳

皮陳倉米當歸川芎　血熱便色紅紫肌膚壯熱小腹熱口渴煩燥加滑石甘草苦参黄栢龍膽草白痢腹痛加南木香枳殼　氣痛加烏藥枳殼血氣不和肚腹刺痛加玄胡索五靈脂南木香

四製大黄丸　治痢疾初得一二日無論陰陽二證但積輕毒淺者俱宜　人病實而輕方藥解而淺

川大黄一斤凈分作四分　一分童便浸蒸　一分好酷浸蒸　一分好酒浸蒸　一分吴茱萸泡水浸蒸　石俱九蒸九晒為末醋打麵糊為丸如梧桐子大每服三錢或四錢

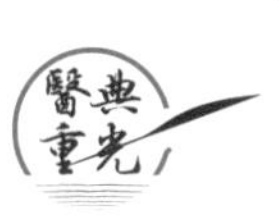

白痢用甘草一錢黄蓮五分煎湯下　寒證腹痛用甘草五分乾姜炒一錢煎湯冷下　赤痢用黄蓮一錢甘草五分煎湯下　熱證腹痛用枳殻枝子炒各一錢煎湯下

四製香蓮丸　治痢疾初得一二日無論陰陽二證但積輕毒淺者俱宜及陰陽二證通利後積毒已盡用此和解清其餘垢亦宜　人病實而輕方藥平而淺

黄蓮去鬚淨八兩分作四分　一分用蘿蔔子煎湯拌炒　一分用枳殻煎湯拌炒　一分用白芍

煎湯拌炒　一分用吴茱萸泡湯拌炒四味各二兩用湯不用四味　陳皮二兩　細茶　家蓮肉各四兩　南木香二兩　右為末山藥打糊為丸　每服六七十丸白湯下　湯引隨赤白二證酌用

蘇合香丸　治禁口痢　人病虛而重方藥峻而深

陰證痢患禁口者宜用附子人參煎湯調下待進食調以養胃湯

陽證痢患禁口者宜用人參黄蓮煎湯調下待進食調以清胃湯

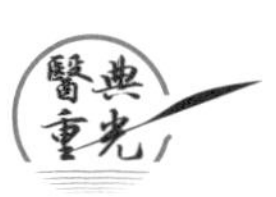

養胃湯　治陰證禁口痢　人病虚而重方藥補而深

人參　白朮　熟附　肉桂

木香　柯子　陳皮　肉豆蔻

清胃湯　治陽證禁口痢　人病虚而輕方藥清而浅

人參　黄蓮用吴茱萸拌炒　石蓮子

川芎　枳殻　石菖蒲

粟殻湯　治陰陽二證休息痢　人病虚而重方藥澁而深

粟殻去筋五錢

南木香二錢　川芎三錢　陳皮三錢

陰證羸弱甚加人參熟附子白朮　陽痞便膿血

加金毛徇骨

苦参湯　治痢後熱毒不觧两足疼痛膝腫大

紅赤壯熱名鶴膝瘋　人病實而重方藥清而深

苦参　黄芩　黄柏　黄連俱用酒灶　威靈仙

獨活　羌活　歸尾　金銀花　生地　山茵陳

川山甲

皂角刺

防巳湯　治痢後寒濕不謹两足痛痹膝腫大

不紅不熱亦名鶴膝風　人病虚而重方藥補而深

人参　白术　防風　漢防巳　羌活　獨活

草薢　附子　當歸　熟地黄　杜仲　川芎

肉桂

威靈仙

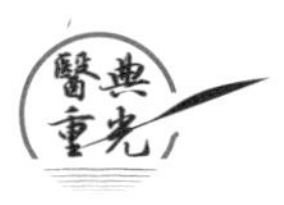

参术湯　治瘧後痢人病虚而重方緊補而深

人参　白术　黄連　呉茱萸拌炒　當歸

陳皮　砂仁　南木香　白芍酒炒

虚甚加附子　中寒加乾姜

附録古今治痢應驗諸方

清六丸　治血痢

六一散一料加紅麯五錢湯浸蒸餅為丸服

温六丸　治冷痢

六一散一料加乾姜或生姜汁亦可蒸餅為丸服

茜根丸　治毒痢及蠱注下血如雞肝心煩腹痛

茜根　升麻　犀角　地榆　枳殼　黄連
當歸　白芍　各等分為末醋煮米糊為丸

人乳飲　治氣痢

用人乳半升蓽茇三錢
同煎減半空腹頓服

辛梅丸　治禁口痢

細辛為末以白塩梅肉擣爛為丸
安在舌上噙片時方食

鹿角散　治禁口痢

鹿角二兩燒存性為末大人三錢
小兒一錢五分　空心酒調服

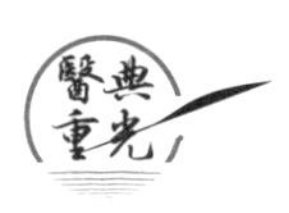

泄瀉

大腸為傳送之官脾胃為水穀之海胃強脾健腸腑氣固何泄瀉之有惟因脾胃虛弱或飲食過度或風寒暑濕熱之氣所干或腎氣虛弱或氣陷下脫而泄瀉之病生焉故瀉有飧泄溏泄洞泄濡泄溢泄水穀注下等證皆當審寒熱虛實以調理大抵瀉利小便清白不澁腹痛身冷面色或白或青吐利不作腥穢水液澄徹清冷口不渴大便完穀不化或食已便下

脉必遲細而微或沉細而緊者隂也當以陽法治之者也小便短少赤澁糞出縠道直如箭熱如湯縠肉消化便色或黄或赤或紫黑或暴注下迫口渴身熱面色如常或紅赤脉必弦數而實或浮洪而緊者陽也宜以隂法治之者也寒泄而縠肉必不消化或火性急速傳化失常完縠不化而為飧泄者有寒熱二證氷炭相反治之者差毫釐謬千里請細辯之

一傷於風身熱頭痛腹不痛而雷鳴洞下作聲糞色

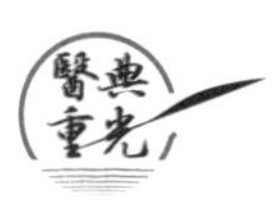

多白或帶血或不帶血脉浮緩者宜用

芎防湯

防風 川芎 肉桂 白术
白茯 白芍 粟米

氣虛加人參 肌表熱加柴胡 帶血加乾姜炒

傷於寒腹内攻刺作痛洞下清水或青或黑脉沉遲者宜用

薑术湯

乾姜炒 白术 白茯 南木香
炙甘草 人參 肉桂

厥逆加附子　嘔吐加丁香砂仁少用甘草

一傷於暑身熱煩渴便下如瓶中聲糞色赤黃脉浮大而虛或遲而微者宜用

參薷湯

人參　黃蓮炒　香薷炒　扁豆炒

白术　白茯苓　甘草炙

小便不利加豬苓澤瀉滑石　身熱加黃芩炒

口渇加木瓜烏梅

一傷於濕腰脚冷痺小便自利或渇糞色黃黑或白

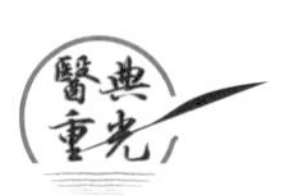

脉沉而緩或濡而弱者宜用

蒼术湯

蒼术　防風　白术　薏苡仁
陳皮　厚朴　木瓜　赤茯苓

濕重者足腫囊光身冷口多清水加人参附子乾姜肉桂漢防已

一熱瀉身熱口渴腹内作痛痛一陣而泄一陣腸鳴

脉洪数而緊者宜用

黄芩湯

白芍酒炒　木通　梔子炒
黄芩酒炒　滑石　甘草梢

大盛者加大黄微下之通因通用　嗣後以猪苓澤瀉赤茯苓白朮滑石白芍　甘草黄芩炒梔子炒等味調之

一傷於食身熱頭疼噫氣作酸腹硬脹滿糞來逼迫作聲下墜臭甚如抱壞雞子穢氣脈來沉實者宜用

神麯湯

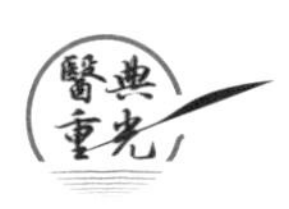

神麯炒　山查　連翹　陳皮
半夏　白茯　麥芽　蘿蔔子

肉積加草果仁　傷酒加黃連葛花砂仁　傷麵加砂仁陳皮　凡氣虛加人參白术■積甚則當通因通用以化滯丸微利之方見痢

一脾腎氣虛每日凌晨洞泄一二度日中輒止正名晨泄二脉沉遲細微或大而虛者宜用

故紙湯

人參　白术　破故紙炒　熟附子　紅豆
南木香　肉豆蔻麵裹煨紙包搗去油極净

氣虚甚加黄芪蜜炙　中寒加乾姜

一腎氣虚清氣下陷洞下不禁米穀不化腹内時或雷鳴正名洞泄面色青減腎脉沉微或浮虚而濡者宜用

川椒湯

人参　黄芪　白术　川花椒

熟附　破故紙　益智仁　山茱萸

臓寒甚加乾姜　陰虚甚加肉蓯蓉少用　虚脱極

加柯子粟殼

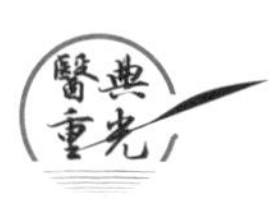

一脾氣虛敗不愛飲食食畢即腸鳴腹脹滿盡下所食之物方覺寬快不食則無事經年不愈正名脾瀉脾脉必浮虛而濡或弦微而遲者宜用

參附湯

熟附　人參　白术　木香濕紙包煨　砂仁

乾姜　陳皮　炙甘草　白豆蔻仁

瀉若不止加柯子肉豆蔻麵裹煨紙包搗去油極淨　脾氣下陷加升麻少許

一痰滯氣陷清氣不得上升下利拘急糞色或白如

魚腦髓脉沉而滑屬寒痰糞色或黄如牛膠脉弦而數屬熱痰宜用

夏术湯　治寒痰

半夏　蒼术　陳皮　白茯
神麯　升麻　甘草　乾姜

芩蓮湯　治熱痰

黄芩　黄蓮　神麯　青黛
南星　連翹　升麻　天花粉

頑痰加海藻昆布　痰火加青竹茹山梔子炒

鬱痰加香附撫芎

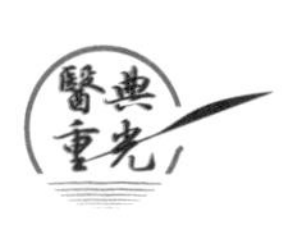

附録古今應驗治泄瀉諸方

參苓白术散　治脾胃虚弱飲食不進或嘔吐瀉利及大病後補助脾胃至妙　小兒泄瀉亦妙

人參　白术　薏苡仁　甘草　唯山藥
砂仁　桔梗　家蓮肉　白茯　白扁豆右爲末

肉香丸　治脾瀉

青木香　肉豆蔻麵裹紙包搗去油極净
右各等分棗肉爲丸米飲下

椒艾丸　治臟腑虚寒泄利不止

真川椒炒　熟艾各一兩半　乾姜　赤石脂煅
黑附子泡去皮臍各一兩　烏梅肉二兩半

三百弟五

右除烏梅肉外餘同爲末蒸烏梅肉研匀更入膠棗肉少許和丸　米飲下

保和丸　治食積泄瀉

山查肉五兩　神麯炒四兩　半夏　茯苓各二兩　陳皮　連翹　蘿蔔子蒸各一兩　粥丸

育生糕　治脾腎兩虚滑瀉

真糯米一升水浸一宿漉乾慢火炒令極熟又黑豆半升慢火炒令極熟二味同磨細篩過如飛麵再將懷慶山藥二兩碾末入前米豆末内和匀每日早用半鐘再入砂糖二茶匙川椒末少許用極滚湯調食其味甚佳且不厭人大有資補久服之非惟止瀉即精寒者亦煖而能孕矣故名育生糕

辯諸證腹痛

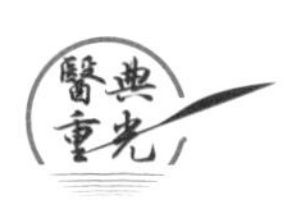

腹痛之證當先分大小少部位次論風寒食積諸邪大腹痛者痛在心腹間其部屬太陰小腹痛者痛在臍腹間其部屬少陰少腹痛者痛在臍以下其部屬厥陰次隨所部痛之輕重以察虛實諸邪風熱痛滿腹盤旋空痛煖藥無効熱痛便燥溺赤飲食喜冷積痛諸積成塊塊起作痛冷積痛面色憔悴氣積痛氣緩容憂走歷無定食積痛噫氣吞酸虫積痛五更心嘈飢作飽止實痛手不可近虛痛重摩則停跌撲腹

痛痛有定處止而不行四時腹痛夏則身熱脉洪秋則身寒脉沉冬春腹痛宜從寒治婦人月水將行先時腹痛及行後腹痛多屬血虛小兒身熱足冷耳冷尻骨冷及眼澁而腹痛多屬天瘡部定證明而加以引經之劑病無有不愈者宜細察之

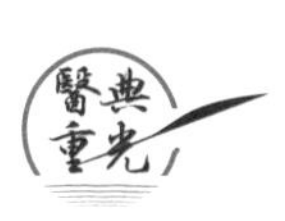

醫經會解卷之六

濕

夫脾陰也屬土具坤静之德而有乾徤之運運化精微充溢五臟六腑四肢百骸以供給日用動作云為然脾喜中和畏傷惡濕嫌燥燥則乏生化之源濕則失徤運之能而濕與土其性相宜而恒相傷六氣之中濕熱為病十常八九經曰諸濕腫滿皆屬脾土又曰地之濕氣感則害人皮肉筋脉原病式曰諸痓強

直積飲痞膈中滿皆屬於濕夫濕也者天地陰陽蒸潤之氣也人居戴履受濕最多而濕之入人行住坐卧實沾染於冥冥之中或汗出衣裹冷則浸漬亦濕也豈必水流濕而後謂之濕乎濕屬陰而其證有風濕有寒濕有濕熱有濕氣若寒濕固陰而風濕濕熱濕氣亦有陰有陽不可不分别而處治也然濕多主乎陰而燥濕之劑多主乎熱陽勝陰也間用陰劑治之者病生於濕熱亦正治法也其證頭重身重項强

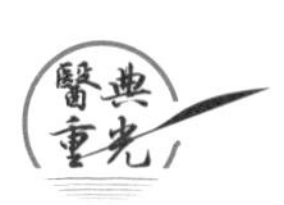

身腰直硬背跨痠疼倦怠嗜卧或肚腹脹滿或腹皮疼脹甚則痞滿水腫或遍身浮腫或身不腫而身似板夾或半身不遂或脚如沙墜行步不順或手足痿緩或遍身發黄目黄面黄身出黄汗或溏泄或小便自利或不利或身不熱或微熱或大熱等證俱各各自有陰陽恐難以逐一詳舉然姑語其大畧濕屬於熱者肌膚必熱四肢必温小便赤澁短少大便如常口中和者陽也濕屬於寒者身體必凉四肢必清小

三百才八

便清白自利大便鴨溏口吐清水者陰也脉来沉而遲濡而弱數而短寸強而尺弱是脉屬陰而證必陰也脉來洪而滑弦而長浮而緊細而緩尺強而寸弱是脉屬陽而證必陽也有諸中必形於外未有脉陰而證陽脉陽而證陰者也借曰有之是脉證相反而難治矣治濕之法在外者宜表散在内者宜淡滲上濕燥之下濕升之陽病陽脉宜用清凉以退熱而滲濕陰病陰脉宜用辛熱以扶脾而燥濕若濕氣則用

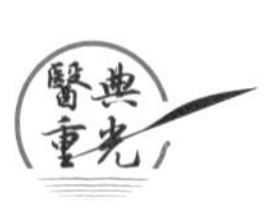

陽法以燥濕而散寒補氣為主若風濕亦用陽法以驅濕而踈風散邪為先又有風濕之證不可用陽法議汗議下者如春夏之交時令陰雨過多人病似傷寒證其人汗自出肢體重痛難以轉側小便不利亦名風濕特宜用猪苓澤瀉茯苓等味通利小水濕去而病自除切忌轉瀉發汗誤用傷人慎之慎之此治濕之大法其中隨證加減斡旋運用之妙存乎其人非纇楮所能悉也

一感於寒為寒濕身重腹滿小便不利如坐水中關
脉沉而濡宜用
燥濕湯
蒼术　白术　乾姜泡　防丰
陳皮　厚朴　赤茯苓　羌活
虛寒加附子漢防已酒洗　或從汗散加附子細辛
麻黄
一感於風為風濕頭項強痛身腰屈硬麻痺不仁寸
脉浮而尺緩宜用

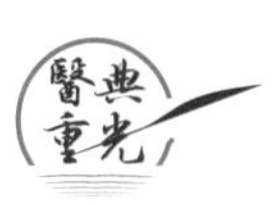

勝濕湯
羌活　防風　獨活　桂枝　甘草
蒼术　川芎　藁本　麻黄
肌表熱加柴胡黄芩酒炒
一動於大爲濕熱腰背跨疼身重蹺怠身如板夾脚
似沙墜表裏温熱尺脉強而寸弱宜用
清濕湯
羌活　獨活　防風　澤瀉　薏苢仁
防巳　赤芍　黄栢　黄芩　甘草
小便赤澁或秘加梔子仁炒茵陳商陸海金沙滑

三百第十

石木通　不愈亦從汗散火鬱則發之也加麻黄荆芥去澤瀉進取微汗

一逆於氣為濕氣因脾腎氣虚涉水卧濕冷汗成痺漬入經絡風濕偏枯腰膝疼痛脚重行步不順尺脉濡而弱宜用

温濕湯

羌活　獨活　人參　川芎　防巳　杜仲

肉桂　蒼木　當歸　熟地酒洗　川續斷

虚羸痼冷加附子白术乾姜　濕勝加防風細辛

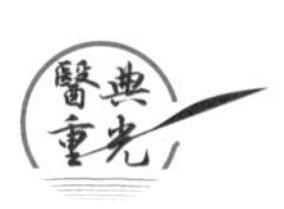

白芷　寒勝加蓽澄茄吳茱萸川花椒　脚氣二方見風論　腎風

浮腫

水腫之證因脾虛不能行濁氣氣聚則為水水漬妄行當實脾土使脾健運行自能升降運動其樞机則水自行切不可妄下而虛其虛若溫補後脾氣實間用利水之品兼行薰洗之法則可倘脾氣未復亦勿輕用慎之慎之

白朮湯　先服補中而燥濕　多服數十帖

白朮　半夏　陳皮　蒼朮　紅豆　草果仁

乾姜　木香　茯苓　人參　羌活

脾困氣弱加附子　嘔吐清水加砂仁丁香

猪苓湯　次服開導以决水邪　間服二三劑

白朮　蒼朮　紫蘇梗　木瓜　小茴香

木通　猪苓　海金沙　滑石　葶藶子

小便不通快加茵根牛膝燈心　脚重加防已

麻黄荊芥蒼朮紫蘇湯

麻黄　荊芥　蒼朮　紫蘇葉　蘿蔔穩

等味煎湯先服補劑方又水薰洗洗後仍服補劑

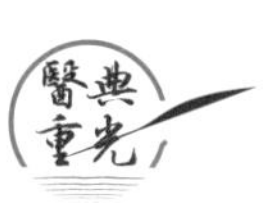

薰洗時切忌風忌水冷密室中浴浴盆四圍上面俱以衣被蓋覆勿令透氣露風

發黄

發黄之證因濕熱欝積於脾胃之中久而不散故真臟色現於面目與肌膚也其證有冷有熱不可以水腫虚寒濕之證一例律之也熱者小便短少赤澁身熱口渴煩燥宜清之滲之冷者小便自利清白身不熱或身沉重口不渴而安静宜温之散之

濕勝色晦熱勝色明皆不可以不別也

䟽黄飲　治發黄冷證

白术　人參　乾姜

茵陳　甘草

瀉黄湯　治發黄熱證

茵陳　山枝　澤瀉

黄蓮　猪苓

附録治諸腫水疸應驗捷方　後數方人盛實者可用故録之

木香散　治蠱腫

雞溏屎炒過一錢　土狗炒乾一錢　木香末五分

右俱爲末聽用　再用蘿蔔子　白芥子

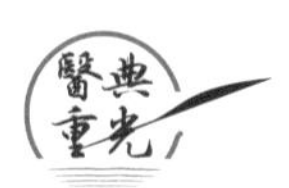

紫蘇子　葶藶子　香附子　車前子　大腹皮
青皮　甘草　茯苓　各一錢煎卜調前
末服　服二
次即愈

蟾酥散　治蠱氣癖氣浮腫

蟾一個入阿魏一錢五分硇砂三分放在蟾肚內
以綿縫口入瓦罐內泥封固火養一日取出為末
每服五分　燒酒送下
或用前方蘿蔔子等味煎湯下

荷樹膏　治浮腫

荷樹皮去外粗皮去骨不拘多少用大鍋煎水去
滓取汁熬成膏聽用　再用黑牽牛取生頭末四
兩　威靈仙去梗半斤　土小茴香四兩要自種
者好　共為末以荷樹膏為丸每服一二錢若

三百十二

氣虛者不用黑牽牛以漢防巳代之

荊薷湯　治水疸

黄荊柴根五錢　生薑二錢　香薷三錢　生姜片炒　蒼朮二錢米泔水浸　車前子二錢炒　山茵陳三錢　右散分作二服用酒煎連進四服即愈　愈後用大栗子同晚米煑粥補之　大栗子是人家拌茶果子

不用牛蒡子

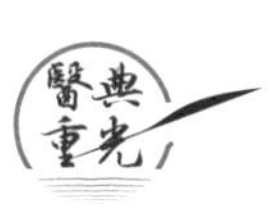

醫經會解卷之七

燥

燥者澁滯枯涸乾勁皴揭者也人身之中惟是氣血血氣調和則四肢百骸五臟九竅各自通暢潤澤而何有燥燥則與潤澤相反也人因七情内傷喜傷心心氣逸而不生血怒傷肝肝氣欝而不納血思傷脾脾氣倦而不統血憂傷肺肺氣消而金水不生恐傷腎腎氣陷而水火不交既以竭生化充長之源蒸之

三百十四

諸氣怫鬱氣鬱生火火炎血沸五臓無所滋潤百骸無所灌漑而燥病生焉人病乾咳皮毛焦枯肌膚搔癢者肺燥也中消引飲肌肉皺揭者脾胃燥也煩悶懊憹坐卧不寧者心燥也筋脉強勁瘈瘲瞤惕者肝燥也煩滿秘結者大小腸燥也腿膝枯細骨節疼痛下消者腎燥也燥各有因病各有異由所傷之微甚不等也諸證燥脉或緊而濇或數而短或芤而虚皆陰脉也乃陰虚之陰非陰寒之陰也病得之於内者

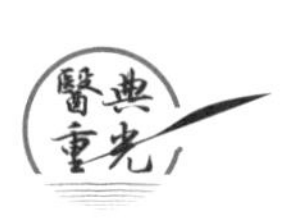

則宜調適欝氣滋生陰血潤燥散熱如當歸地黄麥門天門滋之潤之可也若恣飲峻釀過食煎煿或預防養生誤服金石之劑或患大病後曾服尅伐之藥皆能偏助胃火相火而損真陰正火燃而水乾或瘀溢胸膈或乾嘔吐衂或引飲無度或便秘糞黒或皮膚折裂血出大痛是皆火炎於内熇炙於外視之七情所生之證為稍輕矣諸症燥脉或浮而洪或弦而緊或數而長皆陽脉也陰非不足而陽甚盛使陰燥

也病從外得者則宜蕩滌腸胃疏通熱毒開結軟堅如大黄桃仁紅花玄明粉枳實之類清之行之可也至于臨病因用汗下重亡津液與夫年高之人將息失宜血液枯涸燥結無時者皆宜從七情内傷滋養法治也知燥病之陰陽則知治燥病之藥品矣

生血潤燥飲　治陰虚燥證　人病虚而重　方藥補而深

川當歸　生地黄　熟地黄　鹿角膠

天門冬　麥門冬　五味子　煎熟調蜜牛乳服

肺燥甚加黄芩梔子青蒿　肝燥甚加赤芍藥

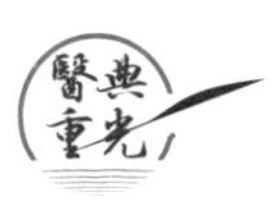

膽枯葛根前胡　脾燥甚加白芍知母　胃燥甚
加梔子仁天花粉石羔　心燥甚加黃蓮酸棗仁
小腸燥甚加滑石木通赤茯苓　大腸燥甚加
黃蓮酒蒸郁李仁大麻仁桃仁泥　腎燥甚加知母
黃栢　三焦燥甚加石羔黃芩淡竹葉

凉血潤燥湯　治陽盛燥證　人病實而重 方藥解而深

小地黃　赤芍　紅花　麻仁　黃蓮
川大黃　歸稍　黃栢　秃仁　黃芩

痰甚眩運加玄明粉天花粉　鼻衂去麻仁秃仁

加白茅花山梔子　吐血去桃仁麻仁加犀角
口乾引飲去桃仁麻仁加寒水石石膏麥門冬天
花粉　大便久閉加芒硝蜂蜜　乾嘔或胃脘當
心而痛加梔子鬱金　小便赤澁加木通滑石甘
草海金沙猪苓澤瀉去桃仁麻仁　皮膚折裂血
出大痛去麻仁加天花粉麥門冬知母五味子氣
虛者再加人參血虛者仍再加熟地黄換當歸身

辨三消

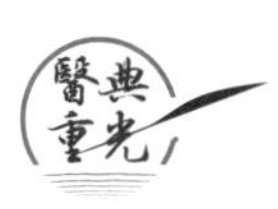

上消屬心心火散漫煩燥舌赤渴欲飲水小便數以少中消屬胃伏陽蒸胃消穀善飢不生肌肉渴欲飲冷小便數而泔下消屬腎伏熱于下精走髓空水飲不多旋即溺下小便多而濁諸消俱禁用半夏惟有天花粉治消渴必用之藥也

醫經會解卷之八

火

天有六氣而寒居一人禀五行而火居二以此言之則火之為病最多而治火之法當詳六氣之火猶為易制而君相之火實為難伏何者六氣之火火從外得者也二火為病病自内作者也人身之中禀於火者既多而所賴以相濟者一滴之水也居常能藏精於晦以畜用養神於静以應動則善畜者必不竭而

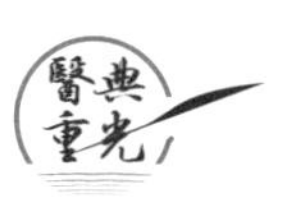

善應者必不窮水火交濟而相火之虛無定位者不惟不能爲我害而反互相爲用煅煉精液以還元矣惟不善攝生者晦不藏精靜不養神憒憒於內役役於外虛無之火隨其所感觸經即發起於肝則爲風火生於脾則爲痰火入於氣爲無根之火動於腎爲消陰伏火存於心肺入於血爲有餘之火散於各經爲浮遊之火火者化也變化無端莫測其機經所謂一水不勝五火之火而非集必自焚也然火之爲病

有有餘有不足有不足中有餘有有餘中不足火在虛無法宜清解和之溫之邪熱蘊心風淫動木濕熱傷脾熱邪傳胃風邪燥肺痰涎迷心積熱助胃食飲滯脾熱痰凝肺是皆邪入經絡熱蓄腑臟而爲有餘之火宜以苦寒瀉之如黄芩黄蓮黄栢山梔子之屬或火鬱用發以辛甘之劑汗而散之如羌活升麻柴胡防風乾葛之屬是也過望失志而心鬱忿怒不解而肝鬱沉憂不樂而肺鬱嘗食暴怒而胃鬱多思不

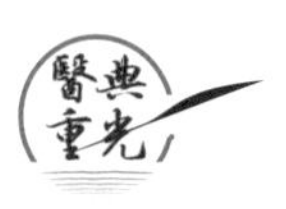

遂而脾鬱是皆氣鬱生火焦熬液血實爲有餘中不足之火亦宜以苦寒瀉之如黄連黄芩黄柏子天花粉之類甚則從其性而升降之用辛甘之劑調而散之如木香青皮沉香烏藥檳郎枳殼之屬是也盡力謀慮以傷肝曲運神機以傷心意外過思以傷脾精事而憂以傷肺矜持志節以傷腎是皆耗氣而傷陰陰虛而生火實爲不足之火宜以甘苦之劑清而滋之如生地當歸人參門冬黄栢之類是也若淫慾過

度腎水受傷真陰失守爲無根之火病屬陰虚誠爲不足宜以甘鹹之劑壯其水源以制之如熟地人參當歸麥門茯苓五味之類甚則陰虚火動火乘陰分日漸煎熬骨蒸潮熱爲消陰伏火乃不足中有餘當以甘苦之品滋陰降火如麥門熟地黄栢知母地骨皮銀柴胡之類是也至於右腎命門火衰爲陽脱之病陽虚則陰耗亦曰不足之火宜以辛熱之劑温之壯之如人參附子沉香乾姜之屬此真火不足而精

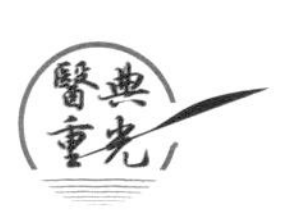

陰不生扶陽生陰之妙法也諸火之脉虚則浮大嘗則洪數脉見短數病爲難治男子兩尺洪大者必遺精陰火盛也若洪數見于左寸爲心火用黄連以瀉之而木通下行則瀉小腸火洪數見於右寸爲肺火用黄芩以瀉之而大黄利便則瀉大腸火洪數見於左關爲肝火用柴胡人中白以瀉之而黄連黄芩以豬膽汁拌炒又瀉肝膽之火洪數見于右關爲胃火用石羔以瀉之而知母芍藥則瀉脾火洪數見于兩

又為腎經命門之火用知母以瀉之而黃栢加細辛則瀉膀胱之火青黛能瀉五臟之鬱火玄參能瀉無根之遊火此皆苦寒之味能瀉六經有餘之火也醫者知火之所起明火之所伏識脉證精藥理而善維持調爕之病者察火之所由衰究水之所由壯能養精以固神之本養氣以完神之主養形以全氣之宅斯形與神俱水與火濟而火病其可瘳矣不然欲求免于死亡得乎

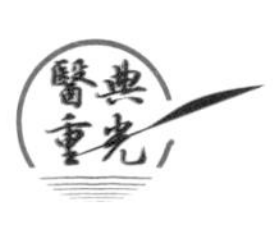

一治上焦火酒洗黄芩以瀉肺火惟肺有實火宜用若虛火而用黄芩反傷肺氣須先用天門冬保定肺氣然後用之片芩瀉肺火須用桑白皮佐黄芩如鼠尾者又瀉大腸火

一治中焦火黄連以瀉心火惟中焦有實火宜用若脾胃氣虛不得轉運及中焦有鬱火者當用茯苓黄芩葛根白术代之黄連用猪膽汁拌炒更佐以草龍膽能瀉膽火脇中煩熱須用梔子炒實火者切當若虛火用補藥為主人參白术芍藥茯苓麥門冬大棗之類或

以黄芩炒換梔子

一治下焦火腫痛併膀胱有火邪者用酒洗防巳草龍膽黄栢知母之類固是捷藥若肥白人氣虚者當用白术蒼术滑石南星茯苓之類若黑瘦之人下焦有濕熱腫痛者必用當歸紅花桃仁牛膝檳榔等藥

一治三焦火須用梔子人中白　枝子在上中二焦連殼用在下焦去殼水浸去黄漿炒焦色研細用

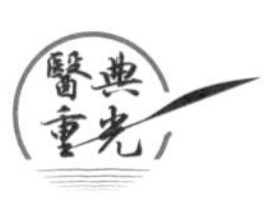

之　人中白又瀉膀胱之火從小便中出盖膀胱
乃此物之故道也治瘟疫熱毒尤宜用之
一邪氣實實火可瀉黄連黄栢黄芩黄枝子之類
一正氣虛虛火可補人參白术生甘草之類
一陰虛火動脉短數者數治
一欝火可瀉可發可降可調當看在何經審重輕而
行之
一風寒外束者可發輕者可降重則從其性升之

一肌表熱將輕手按之熱甚而重手按之熱不甚則宜清之用地骨皮麥門冬青竹茹之類
一肌肉熱將輕手按之不覺熱若重手按之熱甚而烙手則宜發之用羌活獨活柴胡升麻之類
一煩燥者氣隨火升也
一氣實火盛顛狂者可用正治硝黄氷水之類　人虚火盛狂者以生薑湯與之若投以氷水之類正治立死

三百二十三

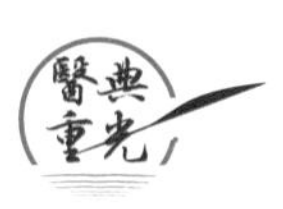

一有補陰則火自降炒黄栢熟地黄之類

一凡火急甚者必緩之生甘草兼瀉兼緩人参白木亦可

凡火盛者不可驟用寒凉必須温散

一凡陰虚火動者不可單用補血當兼補氣氣為血之母也母盛而子亦盛水盛而火必衰且火有餘便是氣虚氣不足便是血不足故治火必須補氣若謂氣有餘便是火有餘非正氣有餘也乃邪氣

有餘鬱氣有餘也

一氣從左邊發者肝火也若氣從臍下起者陰火也氣從脚板下起入腹者虚極也是火起於九泉之下也十不救一當服大補之藥外以附子末津液調貼脚心湧泉穴以引火下行若壯實之人有此乃是濕鬱成熱之候也不可作虚治特宜用蒼术防巳黄柏牛膝之類

一小便降火極速　山梔子能降火從小便中泄去

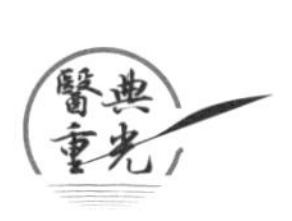

其性能屈曲下行　玄明粉利熱燥之痰極妙
石羔生為末用牛膽汁調成餅陰乾可代牛黄最
善治痰火

一煩燥不得眠宜用滑石甘草為末加牛黄効

火之為病不可方物不可名狀固不專主何經
亦不專主何病故治法當隨病斟酌合宜用劑
亦難取必於一定之方也故火不載方特詳其
火病當用某火藥則方未必無方而方未必拘

方也宜細思參攷用之

一邪鬱火　用發散之品　升麻　葛根　羌活

柴胡　防風　薄荷　蒼术　荆芥　連翹

陳皮

一氣鬱火　用調破之品　烏藥　木香　枳殼

枳實　青皮　陳皮　香附　厚朴　檳榔

大腹皮　蘿蔔子　紫蘇子　桔梗　三稜

莪术　撫芎　蒼术　炒枝子

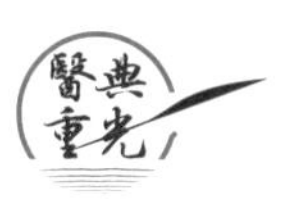

一實熱火　用苦寒之品　黄芩　黄蓮　石羔
山梔　黄栢　朴硝　苦參　牛黄　人中黄
川大黄　人中白　玄明粉　童便　龍膽草
一熱火　用清凉之品　淡竹葉　青竹茹　竹瀝
地骨皮　牛膽南星　瓜蔞仁　天花粉　腦子
百藥煎　蘇州薄荷　桑白皮　側栢葉　滑石
硼砂　兒茶　桔梗　前胡　黄芩　知母
川木通　連翹　赤芍

一虚火　用甘温之品　人參　白术　白茯苓

熟地黄　當歸　乾姜　陳皮　白芍　淮山藥

麥門冬　遠志　辰沙　茯神　砂仁　酸棗仁

五味子　香附　黄芪　半夏　蒼术　炙甘草

炒黄連　升麻　柴胡　羌活　白芷　炒黄芩

炒枝子　防風　肉桂　附子童便黑豆同煮　煆石羔

炒知毋　生甘草　葛根

一陰虚火　用甘清之品　生地　熟地　麥門冬

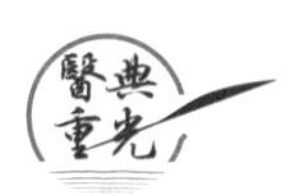

知毋　白芍　赤芍　當歸　牛膝　黄栢酒炒褐色
蓮心　山藥　麻仁　地骨皮　天門冬
五味子　郁李仁
一陰虚火　用補腎之品　人參　牡蠣　淮山藥
熟地黄　白芍藥　虎脛骨　敗龜板　鎖陽
川牛膝　枸杞子　五味子　麥門冬　當歸
蛇床子　肉蓯蓉　兎絲子　真青塩　黄栢
益智仁　川杜仲　川續斷　破故紙　知毋

一消陰伏火　用甘苦之品　知母　五味子
生地黄　淡竹葉　黄栢　黄芩　黄蓮　秦艽
北柴胡　銀柴胡　當歸　蛤蚧　青蒿　鱉甲
牡丹皮　黄枝子　白芍　前胡　烏梅　人參
天門冬　麥門冬
寒熱
傷寒寒熱當用表散
發熱心風宜解表

三百二十七

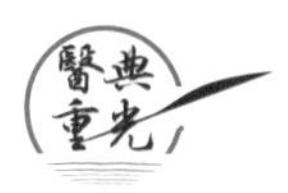

發熱惡寒宜解表 發熱用柴胡 惡寒用蒼术

陰虚發熱宜補 川芎 白术 黄芪 當歸 白芍 熟地 人參

陽虚發熱宜補 人參 黄芪 炒黄柏 炙甘草 升麻 白芍 柴胡 當歸身 陳皮

陽虚惡寒宜補 人參 黄芪 甚者加附子以行參芪之氣

久病惡寒當用解欝

手足心熱宜發散 羌活 升麻 葛根 芍藥 人參 柴胡 甘草 防風

葱白 或用枝子 香附 白芷

半夏 川芎 神麯糊為丸

吃酒人發熱者難治

不吃酒人因飲酒發熱者難治

寒熱　凡陰虛證難治

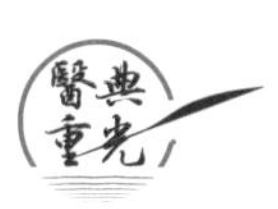

顛狂

顛狂二證皆先因陽明胃腑實熱燥火久積於中或動風木木火胃火觸亂痰飲而爲癲癲者跳躍驚動而有欲厥狀也或動心君君火胃火鼓擊痰火而爲狂狂者奔走駡詈而無所畏忌也故脉大堅疾者爲顛狂沉數實者爲痰熱其得病之初必須大吐大下以湧利其痰嗣後用化痰清心養血寧神之劑調養之即使經年不愈而脉實堅疾亦須大吐大下方能

除其病根吐利後而脉漸虚微者即愈或初病而脉虚弦者亦易退虚而弦急者死也婦人産後惡露上衝言語錯亂神志不守者又當逐瘀血生新血使血復其位用川芎當歸白芍熟地琥珀桃仁紅花益母草玄胡索等味煎熟去滓調荆芥末荆芥燒灰存性泰童便半杯同服病無有不安者若熱病如狂暑證如狂治各有法當於寒暑類求之

宣痰飲　人病實而重方藥峻而深

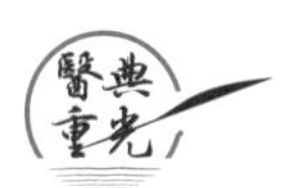

用天蘿布子去殼不拘多少生搗如泥白湯調服逼進三四杯服吐

導痰丸

人病實而重　方藥峻而深

甘遂去心　甘草水浸三日晒　大戟微炒　真白芥子各四錢　撫芎　羌活各二錢　黄芩三錢　皂角五錢　右為末早米為丸每服三五十丸丸如蘿蔔子大　用淡温酒送下若熱酒服即吐忌甘草　一方用大黄三錢實者不拘丸數　以利為度

至寶丹

人病實而重　方藥峻而深

天竺黄五錢　琥珀二錢五分　真白芥子七錢　川大黄錦紋的五兩淨先用舊紅酒浸蒸晒九蒸九晒乾次用竹瀝浸透蒸晒七次乾后用人乳汁浸透蒸晒乾亦七次　川天花粉二兩淨先用人

三百三十

乳汁浸透蒸晒乾九次又用竹瀝浸透蒸晒乾亦九次條實黄芩五两净去皮酒拌晒乾次用竹瀝浸透蒸晒五次乾后用人乳汁浸透蒸晒乾亦五次真青礞石一两五錢用牙硝一两拌匀入瓦確内瓦確盖将鉄線縛定外用塩泥封固用文武大煆一炷香為度取起候冷另研黑角沉香一两另研人参膏五錢石為細末用人乳汁拌晒又用竹瀝拌晒各九次再為細末方入沉香末和匀用竹瀝為丸外用硃砂另研一两金銀箔各伯帖為衣三味各為衣每分五两時服每分用三十九同服湯引随用以病除為度此方善治痰火清而平人病虚而重方藥補而深

鎮心丸 治癲狂驚癇

硃砂一两五錢為末 黑鉛一两五錢溶化投入水銀二两結成砂子 取起擂爛 入琥珀末三

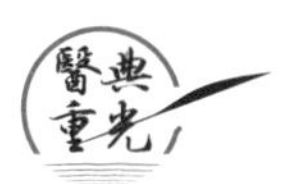

錢　氷片一錢　犀角屑五錢　羚羊角屑五錢

共爲細末　用石乳香一兩五錢水煮溶化爲丸

如龍眼核大

每服一丸磨服　黄連人參煎湯下

痰

涎者脾胃之津液凝之則為痰也盖人身之日以充且長者全資氣血而氣血之日以生且盛者全藉飲食飲食茹納於胃消化於脾脾統血行氣之經遊溢飲食之精氣上輸下通而氣化生焉痰亦氣之所化津液凝結而成者若露結為霜意也非惟能滋養胃氣抑且能滑利骨節人人有之特有多寡之不等耳痰多復由飲食外傷思慮內損損傷經絡脾血既虛

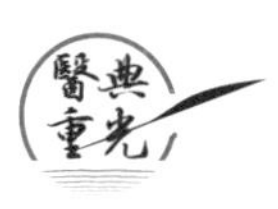

孤氣獨盛傳化火常濕因氣化故多痰也痰宜少而不宜多宜順而不宜逆宜靜而不宜動或因風寒暑濕熱之氣所干或因驚或因氣或因縱飲或因飽食或因脾虛或因腎弱隨其所感觸動其痰奔騰磅礴遊溢各經無所不至痰氣既盛客必勝主或奪於脾之大絡之氣則倏然仆地升於肺則喘急咳嗽迷於心則怔忡恍惚走於肝則眩暈不仁脇肋脹痛關於腎則不咳而多痰唾留於胃脘則嘔瀉而作寒熱注

於胸則咽膈不利眉稜骨痛入於腸則漉漉有聲散於胸背則揪觸一點疼痛或寒如氷或背痺一邊散則有聲聚則不利皆痰所致也痰之遊溢各經而爲病固宜隨各經陰陽而處治然總之當究其所因因風而動則宜踈風因寒而動則宜散寒因濕而動則宜燥濕因於熱則宜清熱因於驚則宜鎮驚因於氣則宜順氣因於食則宜消食因於飲則宜消飲因於脾虛則宜實脾因於腎虛則宜補腎知其痰之所因

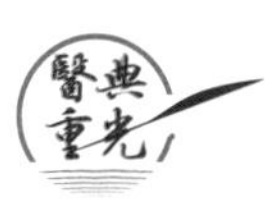

而又知其痰之所勝稀薄痰涎濕痰甘淡之味皆屬寒痰而以熱品勝稠濃老痰痰火鹹苦腥腐之氣皆屬熱痰而以冷品勝假如因於寒者固宜辛散若痰稠濃色黃味苦口乾亦禁用半夏南星等品而辛散劑中必兼用乾葛天花粉瓜蔞仁貝母石羔薄荷清涼之味勝之如因於熱者固宜清涼若痰稀薄色白味淡口不渴又禁用石膏天花粉等味而清涼劑中必兼用半夏南星杏仁五味子陳皮蒼朮温燥之品

勝之去其所因用其所勝而痰病未有不愈者此治痰之的决也若夫治痰之法以順氣為先實脾為本順氣則津液流通實脾則收約痰飲乃先哲之格言實後學之準繩醫又不可不知而時常斡旋妙用於其中虛者兼用之以固中氣實者後用之以保中氣神而明之存乎其人痰無一定之病亦難執一定之方故後不載方特録其痰病宜禁痰藥治頗同志者細考叅究而採用之可也

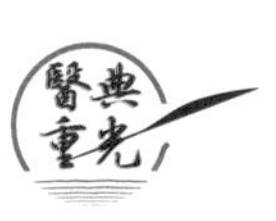

一痰在上膈與膠固稠濁及在經絡者俱宜用吐瀉亦不去○脉浮風痰亦宜吐吐兼發散之義○氣實痰結者難吐吐難得出○氣虛用吐而不吐者死中氣憊也○寸脉弱者禁吐○久病欲用吐藥先宜升提其氣踈豁其痰便易吐也不然吐痰不出徒傷中氣慎之

一痰在中焦者宜下然用利藥過多脾氣必虛則痰反易生而多故下後隨宜固中氣以運痰斯無後

憂○尺脉弱者禁下

一中氣虛者禁吐禁下宜固中氣以運痰必用參芪术夏之類多用薑汁傳送使脾實而能收約痰飲或兼行鎮墜之劑乃為無敝

一腎虛不能制火而動痰者亦由脾虛不能生金毋子俱虛故火上炎而痰因火動也經云虛則補毋又曰補腎不若補脾故古人用八味丸為治痰之本以此盖山茱萸熟地黄補腎之品而白茯苓淮

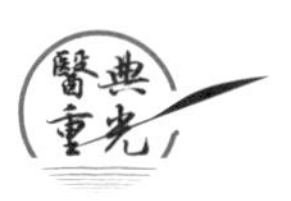

山藥熟附子皆補脾劑也

一痰病久得濇脉卒難得開甚費調理

一風痰脉浮滑痰如灰色稀薄清涎風孔多患頭疼咳喘等證　宜表散之品　紫蘇子　羌活　荆芥　薄荷　南星　防風　連翹　杏仁　半夏　桔梗　紫蘇　麻黄　陳皮　乾葛　前胡　細茶　竹瀝　薑汁　桑白皮

一風痰病久多成癱瘓奇證　宜風痰之品

南星　半夏　天麻　雄黄　牛黄　竹瀝

薑汁　荆芥　防風　明礬　蟬蜕　直殭蚕

全蝎　蜈蚣　白附子　猪牙皂角

一寒痰脉浮緊色白涎水或涎唾青色多患嘔吐口

喜飲熱　宜温散之品　麻黄　紫蘇　南星

肉桂　乾姜　蒼术　白术　細辛　杏仁

半夏　陳皮　薑汁

一濕痰脉濡弱色白涎清多患倦怠軟弱癈疼

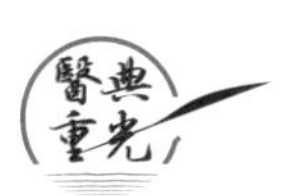

宜燥濕之品　蒼术　乾姜　羌活　防風
陳皮　白术　半夏　白茯　細辛　南星
蛤粉　桂枝　薏苡仁
一熱痰　痰火脉弦數色黄赤稠濁成塊多患口渴乾
嘔　宜清凉之品　貝母　黄芩　黄蓮　梔子
瓜蔞仁　天花粉　乾葛　青黛　桔梗　石羔
紅藥子　白藥子　滑石　明礬　硼砂　雄黄
玄明粉　寒水石　苦參　海粉　烏梅　連翹

山豆根　青竹茹　薄荷

一欝痰脉沉結色黄稠粘咳之難出多患脇疼胸膈脹滿氣不舒快　宜開欝順氣之品　白芥子

青皮　陳皮　木香　枳殼　大腹皮　白殭蚕

枳實　香附　蒼术　撫芎　紫蘇子　瓜蔞仁

杏仁　半夏　烏藥　沉香　炒枝子　玄明粉

檳榔　訶子　貝母　南星　蘿蔔子　五倍子

明礬　大黄　黄芩　猪牙皂角　青礞石

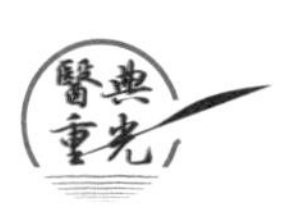

一食積痰脉弦實色黄稠濁成塊多患飽脹不思飲食　宜理脾順氣開鬱寛胸之品

香附　紫蘇子　山查　麥芽　神麯　茯苓

杏仁　蘿蔔子　南星　半夏　生姜　明礬

檳郎　豬牙皂　石羔　青黛　滑石　烏梅

上甲　瓜蔞子　蒼朮　厚朴　青皮　枳實

陳皮　竹瀝　姜汁　黄芩　黄蓮

一頑痰　宜軟堅開鬱之品　瓜蔞仁　香附末

青黛　貝母　片黄芩　連翹　昆布　海藻
蛤粉　桔梗　真海粉　枳實　檳榔　烏藥
沉香　神麯　風化硝　麥芽　明礬　石膏
滑石　青礞石　玄明粉

一痰飲　宜行氣利痰之品　枳實　枳殼　明礬
枯礬　黑牽牛　猪牙皂　朴硝風化　蘿菔汁
真蘇子

一中宫痰積　宜行氣清痰之品　烏梅　枯礬

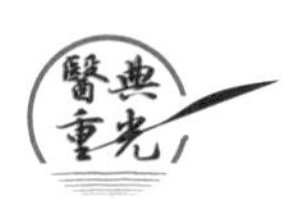

南星　半夏　蒼术　神麯　山查肉　腹皮
青皮　陳皮　滑石　枳實　香附子
一痰結核在咽　宜化痰軟堅之品　瓜蔞仁
真海粉　杏仁　桔梗　連翹　風化硝　荆瀝
孩兒茶　硼砂　雄黄　治此症宜用藥為末蜜丸噙化方是
一下焦痰噎　宜補腎温中之品　牡丹皮　茯苓
附子　肉桂　澤瀉　山茱萸　淮山藥　白术
陳皮　乾薑　沉香　熟地黄

附録古今治痰應驗諸方

枳桔飲　治外感風邪痰咳

紫蘇葉　桔梗　前胡　半夏　乾葛　枳殼　薄荷　陳皮

痰喘氣盛加紫蘇子　口渴去半夏加貝母天花粉　氣虛加人參

滌痰湯　治痰結胸膈飽悶不思飲食

羌活　厚朴　橘紅　枳殼　半夏　南星　蘇子　桔梗

痰喘加猪牙皂角炙去皮弦　杏仁　口渴去半夏南星

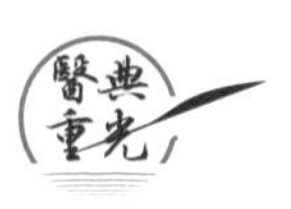

加黄芩前胡天花粉

蘇子降氣湯　治痰涎壅盛上盛下虛氣不升降兼治寒痰

當歸　甘草　前胡　厚朴　肉桂
陳皮　紫蘇子　半夏麯

寒痰去當歸加蒼朮乾姜　氣虛去厚朴加人參白朮　濕痰去當歸加蒼朮白茯苓

滚痰丸　破鬱結利痰氣　屬熱者宜

大黄酒蒸　青礞石硝煅一兩
沉香五錢另研　黄芩各八兩　為末水糊丸

金星丸　破鬱結利痰氣　屬寒者宜

半夏熱湯泡去皮臍生薑汁浸　南星製法仝上
雄黃另研水澄　欝金皂角水同煮去皂角不用
巴豆去殼　鐵粉即磨刀泥用水洗浄仍将水澄
去泥用底下的　炒　右各等分為細末麵打糊
為丸丸如蘿蔔子大姜湯送下六七丸
多則十丸臨卧時服

清氣化痰丸　消飲食化停痰理脾順氣開欝寛胸

青皮　陳皮　香附子　真蘓子各二兩
神麯　麥芽　山查肉　蘿蔔子　茯苓
杏仁各一兩　南星切　半夏切　生姜切各四
兩　皂角　白礬各二兩　自南星起共五味先
用白水同煮以南星無白點為度焙乾去皂角入
前藥為末以竹瀝碗許生姜汁半碗打糊為丸如
梧桐子大每服七十丸
淡姜湯下

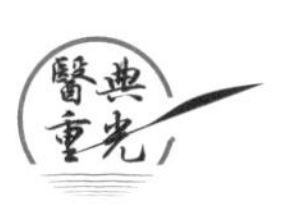

素善飲者加黄蓮黄芩葛粉各一两

水梅丸　治痰結咽喉咯之不活嚥之不出

水片三分另研　蘇州薄荷葉四两淨　真孩兒茶二两　烏梅肉四两　大硼砂二錢　柯子十個取肉　白沙糖半斤　右為細末用白沙糖化開為丸九如欠實大　外用葛粉為衣不用亦可噙化甚妙

八味丸　補腎温中治下虚水溢不咳多吐痰嚥

牡丹皮　白茯苓　澤瀉　山茱萸去核　淮慶山藥　大附子泡　桂皮各一两　熟地黄二两

右為細末煉蜜為丸如梧桐子大

每服二十丸至五十丸温酒送下

哮喘丸　治痰氣哮喘

銅緑五錢　明信石一錢

右爲末以米醋打糊爲丸如菉豆大每服二四丸冷水吞下

忌熱食

五虎湯　治痰氣喘急

麻黄七分　杏仁去皮尖一錢　甘草四分

細茶炒八分　白石膏一錢五分　水煎服

清肺丸　治肺熱久咳

枇杷葉　木通　款冬花　紫菀　杏仁　桑白皮各等分　川大黄减半　如常製爲末蜜丸如櫻桃大　食後夜卧含化一丸不終劑而愈

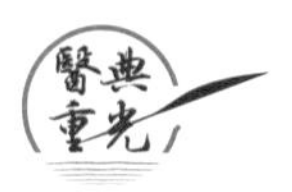

造玄明粉法

朴硝一味不拘多少羅過　右用豆心或蘿菔同朴硝煮去酸苦之味　將沙綿紙摺作三重濾過硝水五七次於星月下露至天明硝水自然凝結成白塊子　又用磁礶按實於炭火内從慢至緊自然成汁煎沸直候不响再加頂火一煉取出于淨地上倒下用盆盒蓋之以出火毒然後研爲細末每二斤入生熟甘草二兩爲末一處和勻臨卧斟酌用之　湯引任用

造海粉法

真海粉色綠無鹽者佳如魚真者用紫口蛤蜊不拘多少三月取以炭火煆成粉收貯之候秋深待瓜蔞熟時摘取連皮并子搗爛如泥和勻乾濕得所丸如雞子大穿之懸透風處陰乾次年聽用

入藥研極細
入湯不宜細

造百藥煎法

採新五倍子搗爛成餅置飯上蒸熟取起先以蒿葉鋪在地上后安倍餅在蒿葉上仍以蒿葉盖之停過數日候倍餅面上生枯毛復安在露天露一宿仍以蒿葉乘盖再窨再蒸再窨再露要嚼少許其味甘不澁方収起聽用　要九蒸九窨九露方佳如絲生者用乾五倍搗為細末水調成餅蒸窨亦可

造膽黃法

真牛黃色黄或黑或紫俱有潤澤血色口含半厘一線清涼直下胸腹方是真者　如無真者以白

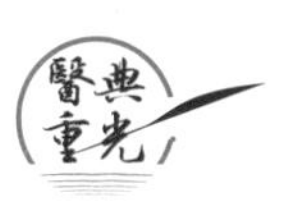

石羔生搗為極細末臘月用黃牛膽汁調仍灌入膽內懸於透風處陰乾聽用　可代真牛黃

造膽星法

天南星泡去皮臍　為細末臘月用黃牛膽汁調仍灌入膽內懸於透風處陰乾聽用　可代牛黃

辯乾咳

乾咳者痰火病也火因痰鬱焦爍肺金而肺金失清肅之令陰由火爍煎熬腎汁而腎汁失滋養之源是水火不相既濟誠當滋陰而降火也然乾咳之病痰鬱其火非火鬱其痰特宜先開鬱行氣用香附童便浸

桔梗烏藥厚朴枳殼羌活細辛蒼术陳皮半夏之類疏通其鬱結搜剔其頑痰使氣舒而痰活痰活而咳踈氣舒後復用清化之品以治其標痰活後旋用溫補之味以治其本補脾則痰自消補氣則陰自生循斯治法或者其有瘳乎經曰火鬱則發之又曰補腎不若補脾一云尋火尋痰分多分少而治此治乾咳之大法也今人多不知倫類妄意投劑上用苦梗以開之下用四物以滋之一日之内開者無多而足者

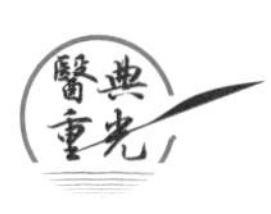

輙脇雖以姜汁炒歸地而柔弱重滯之質腎水未獲其滋長脾土先受其重滯脾滯則痰愈結運化之職失生化之源竭水何由而足而升火何由而息而降痰何由而開而消欲乾咳之獲愈也得乎至外感風寒咳嗽表解未徹邪熱日深其脉必沉而數醫者妄認為内傷遽用滋陰降火之劑内鬱其邪而咳嗽愈劇内潮外熱一日增加延綿不休飲食不進形容消減久成癆瘵深為可憫尤宜用開鬱疎散之法治之

解發後脉必浮洪身必作汗乃外邪將去而有生生之機隨跡審脉證以調理用補脾補腎之劑治之可也浪漫之疑不敢藏蓄頗有道者訛正之

辯肺癰肺痿

肺癰者邪熱蘊結咳唾膿血或唾濁涎而氣腥腐也屬熱屬實多宜清解若虛者又當於平補中兼升提之劑使纖悪熱毒隨氣上升湧出為佳切不可行止澁之劑養虎為患嗣後使人氣虛則用平補虛羸則

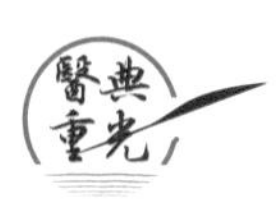

用大補方爲拔本塞源治法〇肺痿者肺葉焦枯辟辟燥咳胸中隱隱而痛也屬虚是脾陰不足不能生金而腎汁衰弱不能制火肺受火邪而成斯疾宜補脾補腎養金爲主益其母而身有所滋固其子而身無所損養其身而身益旺其肺痿當自除矣不然鮮克有濟

吐衄

吐血者血從胃而上溢於口也衄血者血從肺而上溢於鼻也二證多主陰虛火動血隨火炎之勢上行間有肺胃二經邪熱蘊積而成者凡血下行爲順上行爲逆先上行而復下行是邪欲去吉兆也若傷寒熱病衄血乃爲欲解其或吐血自有治法不在此例雜病衄血亦爲輕證而其吐血雖爲重疾皆不外乎虛實或内傷飲食煎煿峻熱之物而生者爲實此肺

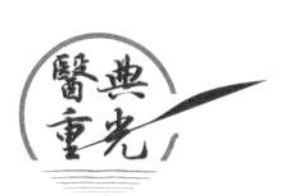

胃中清血熱蒸而出則宜解毒清肺胃之熱而瀉其子瀉熱即瀉子也有内傷房勞及動不量力而生者為虚此肝腎中精血血不歸經而出則宜滋補養金水之源而補其母補中即補母也二證切不可因其見血遽用茅花血餘棕根灰之類以止血并黄栢知母地黄之品以養陰若見血止血取一時之苟安延終生之深患蓋血不歸經既無所納又無所統而復止澁之清凉之是猶欲入而閉其門益灰而種其大

也火雖暫熄後必復燃燃則益甚遂成乾咳咽瘡等證多致莫救世人不能藏精養神中氣内傷發爲吐衄誠爲不少而過飲峻醸恣食煎煿不戒口腹食飲内傷發爲吐衄亦爲甚多往往見吐衄病生於飲食醫者不細察其所因不知解其所毒槩以犀角地黄白茅花之類遽清止其血而禍不旋踵每爲痛心凡遇斯疾當詳審脉證博詢根源酌虚實而行補瀉虚者温補其陽實者大瀉其熱使血自歸其經不止自

三百四十六

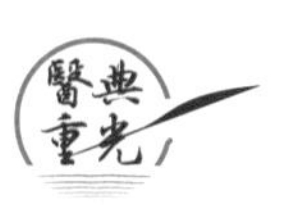

止其實熱盛者反宜升氣行血使大湧之瘀血去而病自除升麻信所當用其虛熱極者又宜補氣補血使内固之中氣實而病必愈附子亦所不免如此治法自有玄機當善悟之昔丹溪治衂血不止而用養胃湯一服取効者非温補辛散而何盖血得熱則行氣得補則行血以歸經也真為治吐衂之凖繩夫豈可不察陰陽虚實而槩議用清凉劑乎若暴吐紫血大碗者此熱極血瘀於中吐去而毒自除繼後仍審

虚實而温之清之可也

一先吐紅後吐痰嗽多此陰虚火動痰不下降　宜

用甘苦之品　川芎　當歸　白芍　黄芩

黄連　黄栢蜜炙　山梔子　貝母　瓜蔞仁

杏仁　麥門冬　天門冬　欵冬花　桑白皮

紫苑　側栢葉　生地黄　童便　百合

先痰嗽後見紅乃是熱痰久積降痰火為急　宜

用苦凉之品　黄芩　黄連　黄梔子炒　黄栢

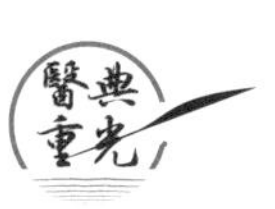

地骨皮　瓜蔞仁　牡丹皮　側栢葉　知母

桑白皮　生地黄　赤芍　犀角　貝母　童浸

一痰涎帶血不咯而痰血出此是胃中清血熱蒸而

出　重者用山梔子炒以梔子能清胃脘之血

輕者用藍實茅根

一痰血咳出此是肺胃中清血熱蒸而出　宜用甘

清之品　白术　當歸　牡丹皮　芍藥

麥門冬　桃仁　百合　梔子炒　甘草

一痰涎雜血而出此血出於胆　宜用甘温之品
葛根　黄芪　芍藥　黄蓮　白术　川當歸
甘草　沉香
一咳血咳出痰内有血屬肺腎　宜用甘清之品
實者　黄栢　知母　黄芩　貝母　杏仁
桑白皮　瓜蔞仁　百合　青黛
虚者　人參　白术　白茯　川芎　當歸
白芍　熟地　黄芪　甘草　附子　乾姜炒

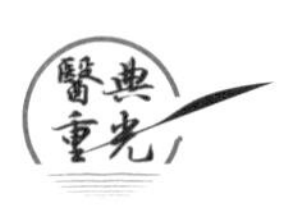

一咯血痰帶血絲而咯出屬脾經　宜甘苦之品

川芎　當歸　熟地　生地　白芍　桑白皮

黄柏　知母　青黛　茅花　童便　側栢葉

竹瀝　薑汁　片黄芩酒炒　槐花炒

一唾血鮮血隨唾而出血出於腎亦有瘀血内積肺

氣壅遏不能下降　宜用甘清之品　天門冬

麥門冬　知母　貝母　黄柏　熟地　遠志

乾薑　桔梗　犀角　羚羊角　紅花　桃仁

一心氣虛耗不能生血以致面色痿黄五心煩熱咳嗽唾血　宜用甘温之品　人参　川芎　當歸　酸棗仁　白芍　熟地　白茯　陳皮　半夏　蓮花鬚　甘草　枳殼　桔梗　遠志　茯神　紫蘇梗　前胡　乾葛　生姜　大棗

一暴吐紫血成碗者此熱極血死於内所謂亢則害也吐出為佳　宜用清苦之品　川芎　當歸　牡丹皮　白芍藥　熟地黄　山枝子　黄芩

三百四十九

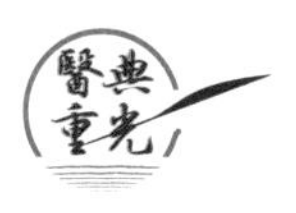

黄蓮　茅根

附録古今治吐衄應驗諸方

犀角地黄湯　治吐血清血退熱

犀角鎊　赤芍　牡丹皮　生地

是齋白术散　治吐血咳血或因飲食過度負重

傷胃而吐血者俱宜

白术　人参　黄芪　白茯　甘草　柴胡　前胡　山藥　百合　生姜　大棗

茯苓補心湯　治心虚為邪氣所傷而吐血

半夏　前胡　人參　白茯　川芎　紫蘇
枳殼　桔梗　甘草　乾葛　陳皮　白芷
熟地　當歸
生薑　大棗

歸脾湯　治思慮傷脾不能統攝心血以致妄行或吐血　或下血

白术　茯神　黄芪　龍眼肉　炙甘草
生姜　大棗　人參　南木香　酸棗仁

養心湯　治勞心少睡神志不寧咳嗽多痰吐血

白术　茯神　甘草　大黄連　當歸身　白芍
人參　陳皮　遠志　酸棗仁　麥門冬　蓮鬚
生姜　龍眼肉　石菖蒲少許
大棗　家蓮子

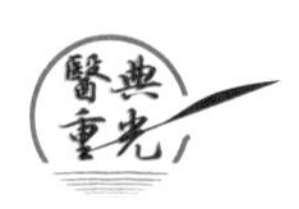

養胃湯　治飲酒傷胃吐血

人参　白术　乾葛

甘草　乾姜

龍腦雞蘇丸　治膈熱咳嗽吐血衂血

黄芪　人参各一兩　麥門冬四兩　蒲黄炒

阿膠炒各二兩　生乾地黄六兩另研　甘草炙

一兩五錢　木通去皮二兩同柴胡浸　銀柴胡

去芦二兩和木通以湯半升浸一二宿取汁後入

膏　雞蘇荷薄淨葉一斤　右除别研藥並擣為

末將蜜二斤先煉一二沸然後下生乾地黄末不

住手攪令匀取木通柴胡汁慢火熬成膏然後將

其餘藥末同和爲丸如黄豆大每服二十丸嚼破

熱水下　虛煩熱消渴驚悸人参湯下　咳嗽

唾血吐血衂血麥門冬湯下　諸淋車前子湯下

四製黃蓮丸　治血熱妄行降火消痰補陰止嗽

清熱解毒

川黃蓮去芦一斤净分作四分　一分人乳汁浸　一分生地黃汁浸　一分童便浸　一分青蒿汁浸　右四分各自畧炒焙乾為末麪糊為丸如梧桐子大白湯送下五十丸

一　吐血衂血血出不止者古人用交趾桂五錢為末冷水調下今人用三七二錢酒磨調白芨末同服二法俱係消瘀血止鮮血也當度可用而用之藕節汁亦善止血消瘀

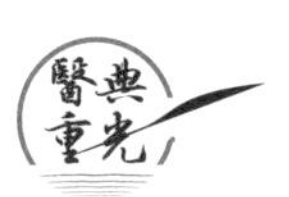

下血

凡用血虚不可單行单上　初必用凉藥内以辛味為佐久不愈後用温劑不可純用寒凉藥必兼升温藥如乾姜升麻之類如酒浸炒凉藥如酒煮黄連丸之類

天人一也天有運候人有腑臓總之不外乎陰陽如運候之勝負明臓腑之生尅則如病症之虚實治法之補瀉矣今所語者語此而雜病相類者附焉若其詳載于醫學統宗婦人胎前産

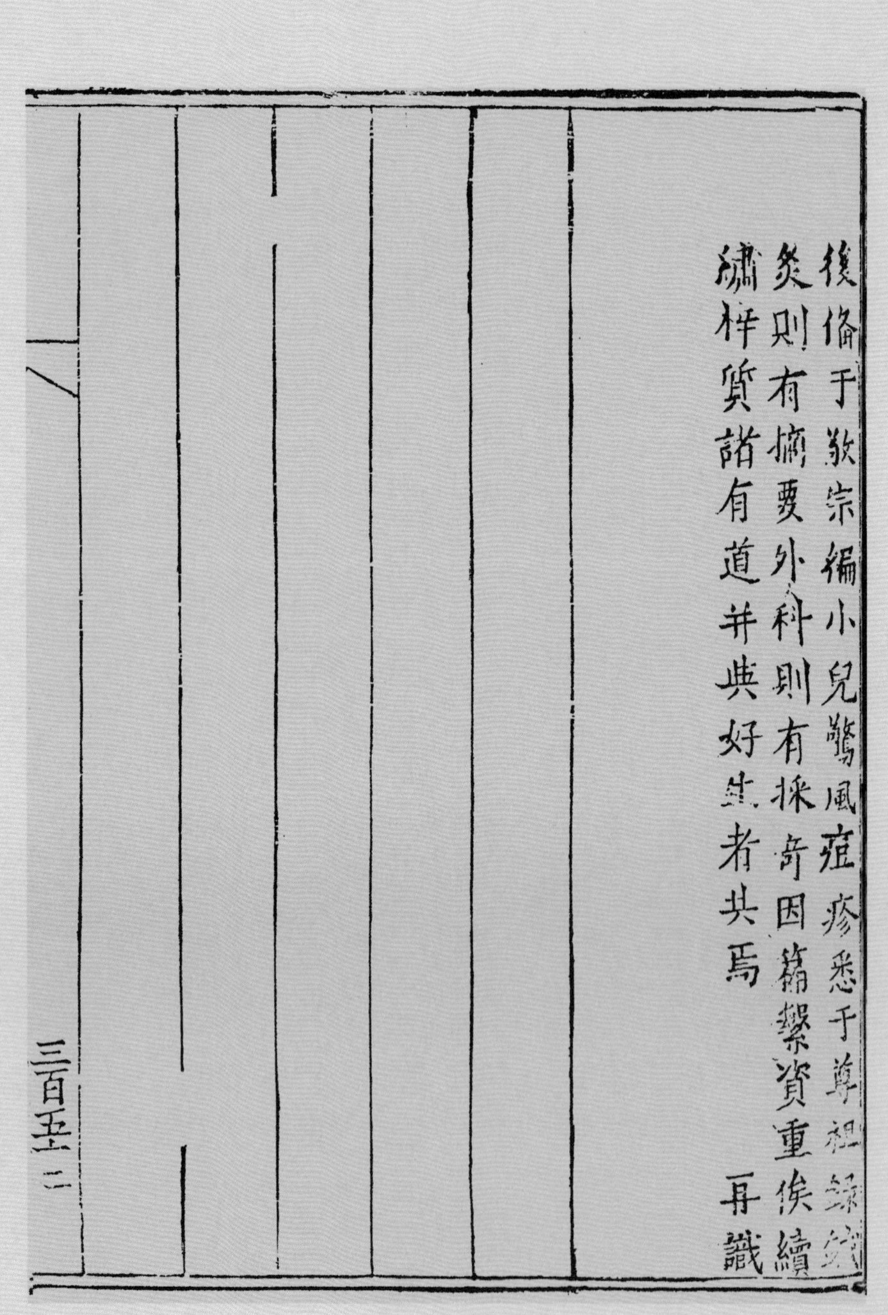

後脩于敬宗編小兒驚風痘疹悉于尊祖録鍼灸則有摘要外科則有採奇因藉棃資重俟續繡梓質諸有道并與好生者共焉

再識

三百五十二

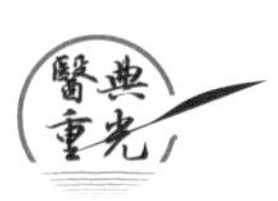

醫經會解後叙

醫道與治道相通善醫者名爲醫國手顧可以小道目我世之譚醫者或有譏無論莫究病原或有論無方奚從療理由其門而欲入其室難矣吾邑寒谷江君幼負奇資長業舉子緣禀弱善病遂棄去之尊翁發所藏禁方以授及得異

人切脉秘傳扵是壹意於醫凡内經靈樞湯液金匱與夫近代脉訣心法等書靡不嚅囁其趣而領會其旨矣以嘗諸邑人藥精良無不驗者以嘗諸公卿若石麓李公近溪羅公輩脫然舊痾之去體君之名歸歸以起人以君能生死人也迎者接軫趨者滿户君亦未嘗以此

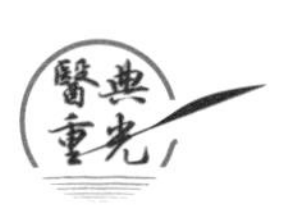

媒利也黎川鄧子雲侶余之門人以儒
就醫名家久矣高君術而造之税駕之
頃即謙讓不敢當席既而上下其議質
所疑義怡然順渙然釋也作而嘆曰其
倉公之流與術數奇咳藥論甚精者與
乃相與紬繹師傳折衷衆說著爲統論
三篇或問十條陰陽要語諸症治畧題

之曰臆語指示綱維出自江右敷演成文鄧子秉筆以脉理則明也以病原則究也以疑似則辨也以方術則備也攄所淂以章軌範而非為勦說也視世醫之蹐錯者不同日語矣執此以治病吾知得手應心神妙無方譬之庖丁解牛肯綮目融病瘦承蜩上下身適無不如

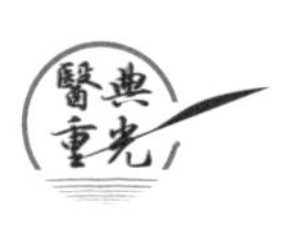

其意也所已病可數計耶異日者楊子王庭得究厥施必能衛民生而壽國脉匪直醫人而已謂之醫國手非與近溪羅公駕遊名勝寓上高山齋鄧子携以就正公遂樂為之評且叙其首簡雲軒蕭君請鋟諸梓以傳嘻信其可傳矣乎余不佞無能文因其諗余也姑識其大較

云

旹

萬曆十二年甲申桂月吉旦

知江西靖安縣事鏡潭蕭重熙拜撰

鏡潭

古香梓封

古經樓藏